科学减重

适度低碳水饮食法

王兴国 姜丹 著

化学工业出版社

北京

内容简介

本书从肥胖评估、肥胖的发生机制、减重的基本原理等多个方面对肥胖进行分析，对减重的原理和方法进行剖析，并结合临床实践提出健康、科学、不良反应少的适度低碳水饮食法。

适度低碳水饮食法的核心是从减肥认知、自我认知、饮食习惯、生活方式等方面系统性地将减重与肥胖的问题一一攻破，减少添加糖和精制谷物的摄入，控制富含碳水化合物的食物，配餐简单，无须进行饮食重量计算，与轻断食、高蛋白质膳食等减肥方法可以结合使用，不易反弹。

本书适合想要减重或者需要减重的人群，教您享受减重生活，轻松走向健康。

图书在版编目（CIP）数据

科学减重：适度低碳水饮食法/王兴国，姜丹著
. —北京：化学工业出版社，2023.11
ISBN 978-7-122-44190-4

Ⅰ.①科⋯　Ⅱ.①王⋯②姜⋯　Ⅲ.①减肥—食物疗法　Ⅳ.①R247.1

中国国家版本馆CIP数据核字（2023）第180266号

责任编辑：马冰初　王　雪　　　　　文字编辑：张晓锦
责任校对：边　涛　　　　　　　　　装帧设计：锋尚设计

出版发行：化学工业出版社（北京市东城区青年湖南街 13 号　邮政编码 100011）
印　　刷：三河市航远印刷有限公司
装　　订：三河市宇新装订厂
880mm×1230mm　1/32　印张 6¼　字数 280 千字　2024 年 3 月北京第 1 版第 1 次印刷

购书咨询：010-64518888　　　　　售后服务：010-64518899
网　　址：http://www.cip.com.cn

定　　价：**68.00 元**　　　　　　　　　　　版权所有　违者必究

前 言

在全球范围内，肥胖问题正愈演愈烈。根据世界卫生组织（WHO）2021年发布的数据，全世界超过40%的男性和女性（22亿人）超重或肥胖。中国人超重和肥胖的问题也不乐观，根据《中国居民营养与慢性病状况报告（2020年）》，中国成年居民超重率为34.3%、肥胖率为16.4%，合计达到50.7%。全国超重和肥胖人口已达6亿。肥胖以及与之密切相关的高血压、高脂血症、冠心病、脑卒中、糖尿病、脂肪肝等慢性疾病和肿瘤已成为人们要面对的重要健康问题。

在这种情势下，近些年学术界对肥胖的研究热情空前高涨，在肥胖的原因、代谢本质、影响因素、健康危害和减重措施等方面都积累了大量研究证据。我国有关部门和多个学术组织也发布了旨在防治肥胖的指南和专家共识等，比如，中国医促会营养与代谢管理分会《中国超重/肥胖医学营养治疗指南（2021）》，中国营养学会肥胖防控分会《中国居民肥胖防治专家共识》、国家卫生健康委员会疾病预防控制局《中国成人超重和肥胖预防控制指南（2021）》和《儿童肥胖预防与控制指南（2021）》、中华医学会健康管理学分会《超重或肥胖人群体重管理流程的专家共识（2021年）》、中华医学会内分泌学分会《基于临床的肥胖症多学科诊疗共识（2021）》等。

到2023年6月，我从事营养工作整30年了，除了医院里的临床营养工作之外，我还做了很多营养科普和营养教学培训，最近几年我和姜丹老师要经常学习和应用这些和肥胖相关的科学研究、指南和共识等，把它们用于营养师教学和指导肥胖者减重的实践中。在不断地学习和实践中，我们深刻感受到，与单一的某种减重方法相比，系统性改变能让减重更成功。观察许许多多成功减重且不怎么反弹的案例就会发现，他们无一例外都是在饮食习惯、生活方式、自我认知、生活状态等多方面发生了系统性的改变，而不是只做对了某一点，如吃对了某个产品，或采用了某个方法。实际上，肥胖的评估、减重的原理和益处等关键环节也都具有"系统性"的特点，不是碎片化的、分散的，不能只看一点不看其他。在此基础上，我们总结提炼出一种系统性的减重方法——适度低碳水饮食法。这里的"碳水"是指碳水化合物，包括淀粉、天然糖、添加糖和糊精等。除根据个人情况适度减少碳水化合物摄入之外，适度低碳水饮食法还特别强调用全谷物/粗杂粮代替精制谷物，以及增加膳食纤维摄入。

总而言之，我们在这本书中对肥胖的原因和评估方法、肥胖与健康的关系、减重的基本原理和注意事项都进行了系统性阐释，并立足于我们的实践经验提出了适度低碳水饮食法。希望能帮助读者理解肥胖，掌握减重方法，并成功控制体重。

王兴国

2023年6月14日于大连

目 录

第四章
**适度低碳水
饮食法**

CHAPTER ONE

第一章

肥胖评估

认识肥胖

减肥是人们说来说去的一个热门话题，但似乎很多人并不清楚什么是"肥"。有调查说，在嚷嚷要减肥的人中有一半其实体重符合正常标准，并不属于肥胖。这个比例是可信的，我们还听到一种很流行的说法，"好女不过百"，意思是年轻女性的体重不要超过100斤。这种连身高也不顾及，简单粗暴地用体重定义肥胖的认知真的让人无话可说。这就难以避免地催生了对体重的病态认知，以消瘦或营养不良为美，甚至出现厌食等进食障碍。而在另一方面，很多人对大腹便便、体型臃肿麻木不仁，对减重之类的建议不以为意，觉得身体胖一点也无所谓，反正肥胖的人越来越多。中国成年居民超重肥胖率超过50%，男性和女性的肥胖率都差不多，儿童青少年肥胖问题也不乐观。

根据《中国居民营养与慢性病状况报告（2020年）》显示，城乡各年龄组居民超重肥胖率继续上升，18岁及以上居民超重率和肥胖率分别为34.3%和16.4%，6～17岁儿童青少年超重率和肥胖率分别为11.1%和7.9%，6岁以下儿童超重率和肥胖率分别为6.8%和3.6%。

🔲 体重指数（BMI）是判定肥胖的通用指标

如何科学地评价体重，判定肥胖呢？现在国内外通用的指标是身体质量指数（body mass index，BMI），又称体重指数。体重指数（BMI）的计算公式：BMI = 体重（千克）/ [身高（米）×身高（米）]。用这个公式计算的时候，一定要注意体重的单位是千克（kg），也就是"公斤"；身高的单位是米（m），而不是厘米（cm）；BMI的单位是kg/m^2，不过这个单位常常忽略不写。例如，某人身高是1.65米，体重为70千克，则其$BMI = 70 \div (1.65 \times 1.65) = 25.7$。计算出某人的BMI数值后，就可以根据下面的标准来评价：

BMI在18.5～23.9为正常体重。一般认为体重指数（BMI）在20～22之间是最理想的。

BMI＜18.5为消瘦（体重过低）。在绝大多数情况下，这意味着营养不良。营养不良会损害身体免疫力、精力和体力，并经常与贫血、胃肠道疾病和感染等疾病相伴相随。

24≤BMI<28为超重。超重可以大致理解为较轻的肥胖，有时候超重和肥胖不加区分都说成肥胖，或者严谨一点说成"体重超标"。前例计算出BMI是25.7，就属于超重。

世界卫生组织（WHO）在2019年对肥胖做出了分级，BMI在30～35为1级肥胖；BMI在35～40为2级肥胖；BMI≥40为3级肥胖。

不过，65岁以上老年人BMI正常范围要放宽一些，BMI在20.0～26.9为正常体重。如果前例计算的是65岁以上老年人，则其BMI是正常范围。另外，上述BMI标准不适用于18岁以下儿童和青少年。

体重指数（BMI）计算公式中用了两次身高和一次体重，说明身高对体型的影响较大，这可能与一般人的经验不符。其实很胖的人肉眼可见，根本无须计算BMI，但如果不是很胖的话，体重指数（BMI）就是一个很好的判定是否肥胖的指标，它兼顾体重和身高，比较客观。凭肉眼判断是否肥胖太主观了，同一个人在这个旁观者眼中是胖的，在那个旁观者眼中有可能是瘦的。这时候用体重和身高数据计算一下BMI就明确了。

更重要的是，这个体重指数（BMI）并不是从苗条、好看或者什么审美标准出发的，而是从身体健康的角度划分"正常""超重"和"肥胖"的。也就是说，当BMI超出正常范围，达到超重标准（BMI≥24）或肥胖标准（BMI≥28）时，患心血管疾病、高血压和糖尿病等慢性疾病的风险就会增加或明显增加，这是有大规模健康调查数据支持的科学结论。因为不同国家或地区居民的身体健康数据不一样，所以不同国家或地区有不同的BMI数值标准，比如，美国判定超重和肥胖的标准分别是BMI≥25和BMI≥30，而日本的判定标准分别是BMI≥23和BMI≥25。

不论是营养师，还是医师，抑或是普通人，现在都经常应用BMI作为评判是否肥胖的标准，正是因为它与身体健康，尤其是很多慢性病的发生有很大关系。不过，由BMI的计算公式可知，它只是用体重和身高数据计算出来的数值，并没有理会身体中的脂肪堆积在何处，甚至也没有理会体重数据中有多大比例是脂肪、肌肉或水分。而公认的事实是，身体脂肪堆积的部位以及体重中脂肪所占的比例（体脂率）与身体健康的关系更为密切。研究已证实，堆积在皮肤下面的脂肪（称为"皮下脂肪"）对健康几乎是无害的，不会增加罹患慢性病的风险；与之相反，堆积在腰腹部的脂肪（内脏脂肪）则很容易导致慢性病的发生。皮下脂肪与腰腹部脂肪虽然有一定的联系，比如两者往往同时都多或都少，但毕竟不是一回事，有的人皮下脂肪多，有的人腰腹部脂肪多，这两种情况对身体健康的影响完全不同。因此，从关注身体健康的角度，我们需要一个直接测量腰腹部脂肪的指标来评判肥胖与否，那就是腰围。

🍱 腰围可能是更好的指标

腰围

是指腰部的周长，WHO推荐采用最低肋骨下缘与髂嵴最高点两水平线间中点线的围长。髂嵴是指髋部最外侧最高点那个骨头尖，肋骨下缘是指最后一根肋骨的下方，得用力摸一摸，太胖的话需要很用力才能摸到。

测量腰围时以肚脐为标记点，绕肚脐一周，腰围数值可能会偏大；测量腰部最细的部位，腰围数值会偏小。在实践中，腰围测量不够准确是个大问题。

腰围衡量的是脂肪在腰腹部堆积的情况，而腰腹部脂肪对身体健康影响很大。一方面是因为腰腹部有很多重要脏器，比如肝、胃肠、脾、肾等，腰腹部脂肪堆积往往意味着这些内脏周围被很多脂肪包裹着，甚至内脏当中也会有脂肪，比如脂肪肝，腰腹部脂肪会干扰这些脏器的功能；另一方面，腰腹部脂肪比其他部位的脂肪更活跃，"积极"参与、影响、干扰机体代谢，产生不良作用。不论如何，从健康角度理应高度关注腰腹部脂肪堆积，重视腰围。

根据国内现行标准《成人体重判定》，成年女性腰围最好不要超过80厘米，成年男性腰围最好不要超过85厘米。如果女性腰围超过85厘米，或男性腰围超过90厘米，那么就属于中心型肥胖。

"中心型肥胖"这个词的意思是脂肪堆积在身体的中心部位，也就是腰腹部，故又称为腹型肥胖。其实还有一个更形象的词来描述这种肥胖，即"苹果型肥胖"。这是相对于"梨型肥胖"而言的，"梨型肥胖"是指腰围基本正常，但臀部和大腿上部脂肪很多，常见于女性。两者相比，苹果型肥胖的健康危害较大，而梨型肥胖的健康危害较小，甚至可以说没什么健康危害。当然，肥胖达到一定程度之后，脂肪堆积到身体各处，就很难区分是"苹果型"还是"梨型"了，变成了混合型肥胖。男性肥胖极少是"梨型"，几乎都是"苹果型"，或者是混合型。实际上，脂肪在身体上堆积的部位是有男女差异的。比如，有的女性脂肪主要堆积在胸部和背部，还有上臂，这些部位堆积的脂肪均属于皮下脂肪，虽然有碍美感，但很少损害健康。最幸运的胖子是脂肪均匀分布在全身皮下，腰围不大，内脏脂肪不多，不但对健康基本无害，而且有丰满的美感。

腰围标准只分男女，不看身高，高的、矮的都用同一个标准。有人对此颇有微词，但现行的标准就是这样，不管身高高矮，也不管体重轻重，一刀切。细心的读者会发现，正常的腰围标准是小于80厘米（女性）或85厘米（男性），中心型肥胖（苹果型肥胖）的标准是腰围大于85厘米（女性）或90厘米（男性）。腰围在两者之间的"灰色地带"，即女性在80～85厘米或男性在85～90厘米，大致可以看成是即将发胖的前期状态，应该重视，并采取措施避免发展为中心型肥胖。值得注意的是，腰围测量不适用于评定儿童肥胖与否。儿童，尤其是学前儿童，有很多肚子鼓鼓的，腰围偏大，但这种情况是胃肠发育所致，不是脂肪堆积，也不影响健康。

现在，腰围逐渐成为评判肥胖的重要指标，它直接反映腰腹部脂肪堆积程度，而腰腹部脂肪与心血管疾病、高血压、糖尿病等慢性病的关系更密切，远远超过其他部位的脂肪堆积。腰围超标越多，患这些慢性病的风险越大。

我们可以看到，当腰围超标较多时，身体其他部位，如臀部、胸背部、颈部、四肢和脸上等也会有不同程度的脂肪堆积，它们都是身体脂肪总量太多的结果。因此，减少身体脂肪总量是控制腰围超标或其他部位脂肪堆积的关键，也是唯一可行的方法。到目前为止，还没有把身体脂肪从一个部位移到另一个部位的方法（少数脂肪填充美容手术除外）。

⬜ 内脏脂肪是真正的健康焦点

说到肥胖时，现在大家普遍重视腰围。但其实腰围测量包括了腰腹部的皮下脂肪和内脏脂肪，并不能把两者截然分开。那么，能不能直接测量内脏脂肪呢？毕竟内脏脂肪才是我们最关注的健康焦点。肉眼当然是无能为力的，需要用CT或核磁扫描等专业设备来测量内脏脂肪，有时也用超声来检测。这些能准确测量内脏脂肪的设备并不普及，要到专门的体检中心或健身中心才可测量，自己在家无法测量。普通的、可以家用的"体脂仪"虽然也能测量内脏脂肪，但相对而言不够准确。这种简易仪器主要根据脂肪组织、肌肉组织等导电性不一样来检测，其数值容易被水分、衣服等因素干扰。内脏脂肪的正常范围是多少，不同的检测方法或设备，可能会有不同的评判标准。

因为减掉内脏脂肪的方法与减掉其他部位脂肪的方法并没有什么不同，所以大多数单纯性肥胖不用花钱去检测内脏脂肪，赶紧减重就对了。但对于患有高血糖、高血压、高脂血症、高尿酸血症等慢性疾病的人，应格外关注内脏脂肪。尤其是那些看起来不是很胖，或者体重指数（BMI）基本正常的慢性病患者，如果检测内脏脂肪的话，十有八九会超标。

严格地说，内脏脂肪包括内脏周围的脂肪和内脏当中的脂肪。前者是指围绕在肝、胃肠、肾、心等脏器周围的脂肪，后者是指出现在肝脏当中的脂肪，最典型的例子是脂肪肝，也就是肝脏中有多余的脂肪。可以说，脂肪肝是与肥胖关系最密切的疾病之一，因为大多数情况下脂肪肝就是肥胖，只不过"其胖在肝"（酒精性脂肪肝或营养不良性脂肪肝等少数情况除外）。由此不难理解，减重是治疗脂肪肝最有效的方法，减重之后大多数脂肪肝会很快好转。

除脂肪肝以外，脂肪胰近年也受到越来越多的重视。顾名思义，脂肪胰是指胰腺中出现了多余的脂肪。现在认为，脂肪胰很可能是导致糖尿病（2型糖尿病）的重要原因之一，其机制是胰腺中多余的脂肪干扰了胰岛 β 细胞分泌胰岛素的功能。

特别重要的是，通过减重减掉胰腺中多余的脂肪后，β 细胞分泌胰岛素的功能会好转，糖尿病可以缓解或逆转！

对，你没看错，糖尿病有可能缓解或逆转。美国糖尿病学会（ADA）等国际学术组织已经发布关于2型糖尿病缓解的专家共识（*Consensus Report: Definition and Interpretation of Remission in Type 2 Diabetes*，2021），国内也有专家发布共识（《缓解2型糖尿病中国专家共识》2021），减重是缓解/逆转糖尿病的核心关键，胰腺中脂肪减少是糖尿病逆转的最可能机制。

内脏脂肪过多直接导致某些疾病，而减少内脏脂肪就可以治疗这些疾病。该认知加深了我们对肥胖的理解。对于患有糖尿病、高血压、高脂血症、脂肪肝等慢性病的人而言，体重指数（BMI）应尽量减到正常范围内或在正常范围内偏低一点，这还不够，还要检测内脏脂肪，如果超标则要进一步减，真是任重道远。当然了，对于大多数健康人，特别是并不很胖的年轻人，也不必过度关注内脏脂肪，关注自己的体重指数（BMI）和体脂率就够了。

体脂率对身材和健康的影响都很大

很多人更重视身材，为追求好身材而减重。他们有一些并不胖，体重指数（BMI）并不超标，却想更瘦、体重更轻一点儿。遗憾的是，他们经常只重视体重，而忽视了真正影响身材的因素——体脂率。

体脂率是指某个人身体内脂肪所占的比例，假设某人体重是60千克，体脂率是20%，那么他身体内大约有12千克脂肪（60×20%=12）。前文提到，测量体脂率的仪器（体脂仪或身体成分分析仪）是根据脂肪组织与其他组织的导电性不一样来检测的，其数值并不是很稳定，但仍可作为参考。通常的标准是成年女性体脂率不要超过25%，成年男性不要超过20%。如果女性体脂率超过30%或男性体脂率超过25%就明显肥胖了。体脂率描述的是身体脂肪总含量，比只看体重或BMI更能反映实际情况。有些人体重或BMI数值不大，但体脂率较高，身体内脂肪较多，属于肥胖；有些人则相反，体重或BMI数值较大，但体脂率较低，脂肪较少，不属于肥胖。

而且，体脂率较低意味着身体其他成分，如肌肉、骨骼、水分等的比例较高。这些成分的重量称为"去脂体重"或"瘦体重"，意思是去掉脂肪重量之后的体重，即去脂体重=体重－体重×体脂率。与脂肪不同，去脂体重，尤其是其中的肌肉比例高对健康有正面意义，让身体更结实，代谢更活跃，患糖尿病、高血压、高脂血症、心血管疾病等慢性病的风险降低。肌肉比例对形体和姿态也有重要影响。

很多年轻女性追求瘦，觉得体重越轻越苗条，但即使在体重较轻的情况下，如果肌肉比例太低（体脂率不低或较高），那么身材也不显瘦，或者松松垮垮、不匀称、不紧致，身体姿态不美，出现鸭子步、八字脚、背微驼、肩腰塌下等。与此相反，如果肌肉比例较高（体脂率较低），即使体重并不轻，身材也显得瘦、紧致、苗条、姿态更好。因此，好身材并非只降低体重就可以了，更不是体重越轻越好，而是要保持适当的肌肉比例和体脂率。

> **运动**
>
> 是增加肌肉比例和降低体脂率的最好方法，而过度节食、挨饿减重会使肌肉比例下降（肌肉减少比脂肪减少更多）。

体脂率或肌肉比例既受运动的影响，反过来又影响运动能力和身体素质。天才足球运动员克里斯蒂亚诺·罗纳尔多的体脂率只有7%，美国著名的篮球运动员迈克尔·乔丹的体脂率据说只有3%或4%。当然，普通人可能没有必要追求如此低的体脂率，而且，追求较低的体脂率和较高的肌肉比例要以体重适宜为前提，否则可能会适得其反。

🔲 皮下脂肪也要适量

　　皮下脂肪是指全身各处皮肤下面的脂肪，是肉眼可见、可以触摸到的脂肪，也是普通人最关注的脂肪。皮下脂肪与皮肤质地和健康有很大关系，适量的皮下脂肪会使皮肤细腻、有光泽；皮下脂肪太少则皮肤发暗、看起来不那么健康，但过多的皮下脂肪会使皮肤粗糙、凹凸不平，甚至促发脂溢性皮炎、脂肪瘤形成。除影响皮肤状态外，适度的皮下脂肪层也使身材显得丰满、圆润；皮下脂肪太少或缺失则显得干瘪和皮包骨（如果肌肉也不多的话）；皮下脂肪过多则使身材臃肿，且往往因为脂肪集中堆积在某些部位而使身材走形。这些与皮下脂肪多寡相关的外在表现也是普通人关注胖瘦的焦点。

〔从生理角度看〕

　　皮下脂肪能起到保温和保护作用，与内分泌也有一定的关系，可以说是身体健康的重要组成部分。皮下脂肪太少、干瘪和皮包骨都是不健康的表现。另一方面，与内脏脂肪相比，皮下脂肪对代谢的影响较小，即使多一些（单纯皮下脂肪过多）也不会增加糖尿病、高血压、心血管疾病等慢性病的患病风险。不过，在大多数情况下，皮下脂肪与内脏脂肪又是有密切联系的，皮下脂肪过多往往伴随着内脏脂肪过多，反之亦然。毕竟身体脂肪的产生和堆积是一个整体调节的过程。

皮下脂肪用手指捏一捏就可以测量，专业上配合使用皮褶厚度计。一般来说，减掉皮下脂肪比减掉内脏脂肪更难一些，但现在有快捷的吸脂减肥手术，可以直接抽吸很多部位的皮下脂肪，起到立竿见影的效果。不过，这种医美手术只能抽吸皮下脂肪，不能抽吸内脏脂肪，也不影响内脏脂肪，所以只能起到减轻体重、塑造形体的作用，健康价值不大。

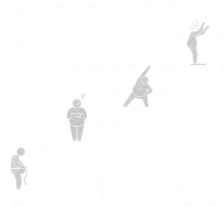

肥胖与健康的关系

不论如何，如果我们只看身材好不好、美不美，那就不可能真正认识肥胖。肥胖与健康关系之密切远远超乎人们的想象。表面上看，肥胖只不过是体重重一些，脂肪多一些而已，好像对身体健康没什么显而易见的坏处，甚至会觉得心宽体胖，衣食无忧才会发胖。历史上有很长一段时间是以胖为美的。现在也有不少人认为胖是结实和健康的象征。但实际上，肥胖日趋严重不但在群体层面上加剧了当下主要健康问题——糖尿病、高血压、心血管疾病等慢性病和肿瘤，而且对个体健康也是有害无益的，肥胖本身就是一种疾病。早在2013年美国医学会（AMA）就认可了肥胖的"疾病身份"，有了"肥胖症"这个病名。2021年3月，欧盟委员会（European Commission）发表声明，将肥胖定义为"慢性复发性疾病，并进而成为一系列其他非传染性疾病的途径（gateway）"。再一次强调肥胖不仅仅是多种疾病的风险因素，肥胖本身就是一种独立的慢性疾病。在目前的国际疾病分类中，肥胖被归类为"内分泌、营养和代谢性疾病"中的一类。研究表明，肥胖具有非常复杂的发病机制，包括饱腹感缺失、能量消耗异常、激素代谢紊乱等。当下肥胖已经成为棘手的社会问题，肥胖的发生不仅仅是个体原因所致，致肥胖环境（比如快餐、加工食品越来越多）和社会系统性因素（比如城市化、体力活动减少）也推波助澜。总体上，肥胖与疾病的关系的确比较复杂，肥胖会导致一些疾病，而有些疾病也会导致肥胖。

肥胖导致哪些疾病

首先

肥胖会增加患癌的风险。根据美国癌症研究所（AICR）和世界癌症研究基金会（WCRF）发布的《饮食、营养、身体活动与癌症预防全球报告》（2018），肥胖者容易患乳腺癌（绝经后）、结直肠癌、胃癌、胰腺癌、食管癌、胆囊癌、肝癌、子宫内膜癌、卵巢癌、前列腺癌、肾癌、口腔癌、咽癌和喉癌等十余种癌症。不过，要说明的是，全人群死亡率最高的肺癌与肥胖无关，肺癌主要与吸烟有关。而在女性中发病率最高的乳腺癌与肥胖的关系也比较复杂，绝经后女性肥胖会增加患乳腺癌的风险，但在绝经之前，尤其是年轻的成年女性肥胖反而会降低患乳腺癌的风险。肥胖导致癌症的机制比较复杂，与代谢改变、激素异常（如胰岛素样生长因子增加）和炎症过程有关。无论如何，保持健康体重是预防癌症的关键措施之一。

其次

肥胖者易患2型糖尿病、高脂血症、高血压、高尿酸血症或痛风，增加冠心病和脑卒中的风险。多项研究表明，肥胖是心力衰竭的主要危险因素；肥胖还会增加心律失常风险，特别是心源性猝死和房颤。过去，人们经常说的"三高"是指高血糖、高血脂和高血压，现在又加上肥胖（高体重）和高尿酸，合称"五高"，是导致心血管疾病死亡的重要原因。肥胖导致胰岛素抵抗，而胰岛素抵抗与这些常见慢性病的发生发展有密切关系。在实践中，2型糖尿病、高脂血症、高血压、高尿酸血症的防治指南均要求肥胖的患者减重，减重可以起到治疗这些慢性病的作用。

最后

　　肥胖导致脂肪肝、胆结石或胆囊炎等消化系统疾病，以及阻塞性睡眠呼吸暂停（鼾症）和骨关节疾病（如骨性关节炎）等。减重可以逆转或减轻这些疾病的症状。

　　谈到肥胖与常见慢性病的关系，就一定要重视腰围。美国心脏协会（AHA）2021年4月发表科学声明，特别强调了腰围对心血管风险的影响，就算体重不超标，腰围超标也不健康。因为腰围超标更能代表内脏脂肪过多，而内脏脂肪过多与心血管疾病发生发展的关系更为密切。总而言之，肥胖对身体健康有全方位的负面影响。

导致肥胖的疾病或特殊情况

　　肥胖导致很多疾病，有些疾病也会导致肥胖，如甲状腺功能减退症（简称甲减）、多囊卵巢综合征、皮质醇增多症（又称库欣综合征）等。这些疾病不像"三高"或癌症那么严重，但会给减重带来很大的困难。在指导减重的实践中，我们经常遇到减重难的问题，有些减重者已经很努力了，严格执行减重方案，但减重效果很不好，甚至体重纹丝不动。这种情况十有八九是因为减重者患有相关的疾病，要在服药治疗这些疾病的基础上减重才有效果，否则只能是事倍功半。

甲状腺功能减退症（甲减）

造成女性减重困难最常见的疾病是甲减。我们在指导减重时，如果遇到有的女性减重特别难，饮食吃得不多，运动量也不少，但体重就是减不下来或效果很差，那么我们一般都会建议她去检查甲状腺功能，看看是不是有甲减。虽然不是百发百中，但经常会发现甲减。

甲减是一种女性常见病，主要问题是甲状腺分泌的甲状腺激素减少。甲状腺激素是主管代谢水平的主要激素，甲状腺激素减少导致基础代谢水平降低，能量消耗减少，脂肪积累，体重增加。甲状腺激素减少还导致水分和钠盐代谢异常，体内水分增加，有时会出现一种隐形的水肿——黏液性水肿，即血浆中的胶原、黏蛋白等成分从毛细血管中渗出，水分与胶原和黏蛋白混合，积聚在皮下组织甚至脏器之中，让体重明显增加。在多重效应的影响下，甲减女性体重变得很"顽固"，减来减去不成功。必须在服用左甲状腺素钠片（优甲乐、雷替斯）等甲状腺激素类药物治疗甲减的基础上，才能实现减重。已经在服药治疗的甲减女性，调整药物剂量有助于减重成功。

另外，大多数情况下甲减患者的黏液性水肿并不明显，外观没有明显异常，也不会像普通水肿那样用手一按一个坑。即使用身体成分分析仪检测时，也会把这种黏液误判为"肌肉"或"蛋白质"。

多囊卵巢综合征

有一些女性体形偏胖、长痘痘、月经不规律、结婚后很久都怀不上孩子。这些看似毫无关联的症状，背后很可能隐藏着一种常见病——多囊卵巢综合征。这个病名的意思是卵巢有很多小囊，是未发育完成的卵子留下的，但并不是每一个多囊卵巢综合征患者都能通过B超检查发现卵巢多囊样改变。有调查表明，多囊卵巢综合征在我国19～45岁的女性中的发病率约为5.6%。

多囊卵巢综合征与肥胖的关系非常密切，多囊卵巢综合征常有胰岛素抵抗等内分泌异常，而胰岛素抵抗与肥胖可以说是互为因果。因此，多囊卵巢综合征患者尽管不是很胖，但减重仍然比较难。根据《多囊卵巢综合征中国诊疗指南》，多囊卵巢综合征的病因、诊断和治疗都比较复杂，目前没有特效药，有时需要激素治疗，减重也是主要的治疗手段之一。

库欣综合征

库欣综合征（Cushing syndrome）是一种非常复杂的内分泌疾病，主要问题是糖皮质激素（皮质醇）分泌增多，并产生一系列临床症状，比如肥胖、满月脸（脂肪堆积在面部）、"水牛背"（脂肪堆积在腰背部）、皮肤紫纹、高血压、糖耐量受损、骨质疏松等。这种肥胖经常从儿童时或青少年期开始，肥胖程度与其年龄很不相称。如果就医检查过，很可能会发现其他一些与其年龄很不相称的健康问题，如高血压、高血糖、骨质疏松、痤疮等。这些问题基本上都是由皮质醇分泌过多引起的。

因为皮质醇改变代谢，增加了脂肪合成，所以绝大部分患者都有肥胖，而且除非先治疗库欣综合征，否则一般减重方法都难以奏效，往往吃尽苦头但收效甚微或很快反弹。必须先解决皮质醇分泌过多问题，然后才有可能减轻体重。库欣综合征的病因和治疗都很复杂，有些病例可能需要做手术才能缓解。

服用糖皮质激素类药物

除疾病外，有些药物也引起肥胖，最典型的就是服用糖皮质激素类药物，如可的松、氢化可的松、泼尼松和地塞米松等药物。临床上用这些药物治疗多种疾病，但其很容易导致肥胖，尤其是服用时间较长时（比如数周、数月或更久），而且肥胖也表现为"满月脸"、腰腹部、胸部和背部脂肪堆积明显，可能还伴有高血压、高血糖和骨质疏松等。这与库欣综合征有点儿类似，减重也很困难，即使停药一段时间，减重也比普通人难一些。

产后肥胖

可能很多人不知道，产后肥胖也与激素改变有关。怀孕后体重持续增加，这是孕激素的作用。除了子宫、胎儿、羊水、乳房等导致的体重增加之外，孕妇体内脂肪也会增加，但个体差异很大，有的孕妇增加4～5千克脂肪，有的则可能增加15～20千克脂肪。孕期储备的脂肪对胎儿几乎没有什么价值，它们的主要作用是储备能量为哺乳期分泌乳汁做准备，在哺乳期饮食不足时消耗掉，但问题是现在生活水平提高了，哺乳期饮食能量充足甚至过剩，还有很多女性乳汁很少或干脆不哺乳，孕期储备的脂肪根本消耗不掉，甚至还会增加，最后导致产后肥胖。

除非在哺乳期结束之前完成减重，否则等哺乳期结束，激素改变"既成事实"，减重也会格外困难。实际上，在学术上有一个名词专门用来描述女性生育后肥胖——产后体重滞留。一般是指在产后6～12个月，体重还没有恢复到孕前水平，比孕前多1.5千克以上。研究表明，产后体重滞留是导致妇女肥胖最主要的原因之一。因此，产后女性最好一边哺乳，一边减重，争取在哺乳期结束之前恢复到孕期前体重或标准体重。

戒烟后肥胖

男性体重快速增加的一个常见原因是戒烟。戒烟虽然不会扰乱内分泌系统，但对进食习惯有明显影响，进食频率和数量均有可能增加，进而引起体重增加，这是很普遍的情形。另外，戒烟停止吸入尼古丁使能量代谢降低，食欲增加。也有人把体重增加视为"戒断反应"的一部分。不过，研究表明，即使戒烟者的体重大幅增加，其健康状况仍然利大于弊。与继续吸烟的人相比，戒烟且体重增加的人，全因死亡的风险减少70%左右。而且，戒烟导致的肥胖通过饮食控制和增加运动量等一般方法就能有效减重，本身并不是很难。只不过戒烟本来就需要强大的意志力，这使戒烟的同时再加上减重显得很困难。先戒烟，再减重，可能是比较可行的方案。当然，在戒烟时控制饮食，增加运动，避免体重增加太多，也是非常必要的。

中年发福

无论男性女性，人生中都面临一个体重考验——中年发福。实际生活中，21岁以后还一直保持21岁正常体重的人可谓凤毛麟角。很多人在30多岁以后体重上升，没几年时间就胖起来，俗称"中年发福"。过去认为，这种现象是基础代谢随年龄增长逐渐降低造成的，但新近的研究并不支持这种解释。

2021年8月，著名的《科学》❶杂志发表来自中国科学院深圳理工大学的研究，主要结论是人在20~60岁阶段，代谢率无论男女都保持稳定，并不像很多人说的那样，代谢率会随年龄增长而降低。人的代谢率要到60岁以后才真正开始降低。大约每年降低0.7%，慢且不明显。因此，所谓"中年发福"更多的是生活安逸、缺乏锻炼和饮食过量导致的。

有证据表明，中年阶段体重增加（肥胖），会缩短寿命，增加总死亡率，增加患2型糖尿病、心脑血管疾病等常见慢性病和癌症风险。人到中年必须管理体重，避免发胖。

肥胖与心理健康

2020年3月，著名的《自然》❷杂志发表一篇由多个科学组织的国际专家组制定的共识声明，反对体重污名化。体重污名化是指社会对超重、肥胖的个人有偏见和负面态度，进行贬低

---

❶ 《科学》，*Science*，作者为Herman Pontzer等，2021年出版。
❷ 《自然》，*Nature*，作者为Francesco Rubino等，2020年出版。

和歧视，比如认为肥胖源于缺乏自律和个人责任感，将超重、肥胖个体描述为懒惰、贪吃、缺乏意志力等。体重污名化当然是不对的，毕竟肥胖的原因是很复杂的，除个人因素外，还有重要的社会因素和环境因素。

不过，这个共识声明也从侧面说明，超重、肥胖的确会给很多人带来心理压力，女性和年轻人可能更明显。在我们指导的减重者中，有一类颇具代表性的人群，会在举办婚礼前突击减重。因为要穿婚纱或礼服，还要登台亮相，所以对身材超重、肥胖的焦虑变得强烈。超重、肥胖会让很多人对身材不自信，并主动放弃一些展示自己的机会。青少年肥胖很可能被同伴嘲笑，遭受欺凌的概率也更高。有研究表明，肥胖人群抑郁增加。肥胖不但容易导致多种代谢性慢性疾病和肿瘤，也会导致较差的心理健康状况和较低的生活幸福指数，而且肥胖越严重，心理健康状况越差。

! 值得注意的是，肥胖固然会影响心理健康，但减重也时常伴随不良心理体验，如沮丧、情绪低落和焦虑。当一个人秉持错误的体重观念，认为瘦一些更好，甚至越瘦越好，并采用极端的减重方法时，将导致严重的心理问题或精神障碍，最典型的是神经性厌食症和贪食症。

厌食症者过度追求轻体重（主动催吐、导泻和过度运动），对体重增加有病态恐惧，从而导致严重营养不良等疾病。贪食症者先冲动性地暴食，然后采取禁食、过度运动、诱导呕吐、滥用泻药等极端方法来防止体重增加，反复发作，最终体重往往正常或轻微超重，但精神很痛苦，自我评价很低，也容易诱发其他疾病。厌食症和贪食症这两种精神障碍多见于青少年和年轻女性。

到底有没有健康的胖子

肥胖与疾病的关系的确很密切，但随着肥胖越来越常见，有一个现象也越来越明显，那就是不少肥胖者并没有得病，身体挺健康的。《自然》子刊《自然代谢》[1]2021年2月发表的一项研究说，约有45%的肥胖者的血糖、血脂、血压水平处于健康状态，没有胰岛素抵抗，也没有代谢综合征，他们患病的风险可能并不高。你当然可以说这些幸运的肥胖者只不过暂时还健康而已，正走在失去健康的路上。但事情并非如此简单。研究者已经在他们这里找到数十个基因位点与肥胖且健康有关，这

---

[1] 《自然代谢》，*Nature Metabolism*，作者为Lam O. Huang等，2021年出版。

些特殊的基因位点影响了脂肪细胞分化与功能。

还有一个说法是，这些健康肥胖者的脂肪更多地储存在皮下，而内脏脂肪并不多，故身体代谢也是相对健康的。这也提示我们，仅仅用体重指数（BMI）来评判肥胖可能还不行，因为BMI无法区别真正有害的内脏脂肪与相对无害的皮下脂肪。

无论如何，有不少研究者相信存在"健康的胖子"，他们虽然胖，但并没有代谢异常，属于"代谢健康型肥胖（MHO）"。除了特殊基因位点和脂肪堆积部位（比如腰围小，臀围大）之外，健康饮食和经常运动也让一些肥胖者避免代谢异常。

目前，学术界对于代谢健康型肥胖还有争议，有研究表明，至少有一部分"健康的胖子"的健康是暂时的，未来有发生心血管病的风险。另外，即使身体代谢是正常的，也并不意味着这种肥胖完全无害，毕竟除了代谢，肥胖还有加重关节负荷、使行动笨重、心理负担增加等诸多健康问题。

总而言之，肥胖者减重总是必要的和有益的，即使是"健康的胖子"也不例外。当然，如果肥胖者的各项代谢指标都是正常的，那么他减重的紧迫性肯定要低于已经出现高血糖、高血脂、高血压等代谢问题者。毕竟，对于后者而言，减重是非常必要而有效的治疗手段之一。

小结

在生活中，肥胖是很常见的问题，也是很复杂的问题。虽然大多数（90%以上）的肥胖是所谓的"单纯性肥胖"，即没有特定病因，只是生活方式不健康所致。但也有少数肥胖是由于特定疾病引起的，如甲状腺功能减退症、多囊卵巢综合征、库欣综合征等，专业上称之为"继发性肥胖"。有时候，某些疾病或治疗也加剧肥胖，如服用糖皮质激素类药物等。还有一些肥胖与特殊情况有关，如中年发福、产后肥胖、戒烟后发胖等。长期坚持运动的人，如果因伤病或其他原因突然停止运动，能量消耗急剧减少，也很容易快速发胖（如果饮食习惯不变的话）。因此，减重或控制体重都是非常必要的、有益的，减重的方法都是类似的或通用的。

3

减重获益巨大

减重是治疗常见慢性疾病的重要手段之一

因为肥胖是导致高血糖、高脂血症、高血压、高尿酸血症、脂肪肝、胰岛素抵抗、骨性关节炎等常见慢性病的重要病因之一，所以患有这些慢性病的肥胖者减重之后，高血糖、高血脂、高血压、高尿酸、脂肪肝、胰岛素抵抗等代谢性问题都得到好转和改善。实际上，对于这些慢性疾病，临床诊疗指南也都建议肥胖患者减重，把减重作为治疗代谢性疾病的非药物手段之一。一般认为，在3～6个月内减重5%～10%，哪怕还没有达到标准体重，也能起到治疗疾病的作用，而且首先推荐通过生活方式减重，生活方式减重失败还可以采用减肥药物、减重手术等其他方式减重。

其中，最典型的是减重治疗2型糖尿病。糖尿病诊疗指南一直建议肥胖的糖尿病患者减重，控制碳水化合物摄入（供能比50%左右），选择血糖指数（GI）较低的食物以及增加蔬菜摄入等，这些措施有助于控制血糖，并延缓并发症的发生。近年有很多研究表明，减重对糖尿病的治疗作用不止于此。2021年9月，著名的医学期刊《柳叶刀》发表来自美国德克萨斯大学西南医学中心的研究报告，建议"治糖先治胖"，将大幅度（≥15%）的减重作为治疗2型糖尿病并达到血糖目标的主要手段，改变现在"以降糖为中心"的治疗策略。因为减重会改善2型糖尿病的病理生理学，可预防2型糖尿病的微血管和大血管并发症。在此之前，美国糖尿病学会（ADA）、美国内分泌协会（Endocrine Society）、欧洲糖尿病研究协会（EASD）和英国糖尿病协会（Diabetes UK）联合发布了《共识报告：2型糖尿病缓解的定义和解释》。国内也有《缓解2型糖尿病中国专家共识》发布。这些共识均指出减重是2型糖尿病缓解的核心，推荐强化生活方式干预作为糖尿病缓解的基本方案。

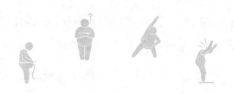

减重不但能治疗
2型糖尿病，还
能治疗高血压。

2021年9月，美国心脏协会（AHA）发表科学声明，指出肥胖是高血压的主要危险因素，并且常见于高血压患者群体，肥胖还与高血压一起导致心力衰竭、冠心病、脑卒中和高血压肾病风险增加。而减重，6个月内减重5%~10%能改善血压（收缩压降低5毫米汞柱以上，舒张压降低4毫米汞柱以上，减重10千克可降低收缩压多达20毫米汞柱），也能改善高血脂、胰岛素敏感性、动脉僵硬度等，是降低慢性病和死亡风险的理想方式。

减重对高脂血症
的治疗作用也是
非常肯定的。

不论是甘油三酯升高，还是胆固醇升高，肥胖的血脂异常者减重都会起到治疗作用。中华医学会发布的血脂异常防治指南就把减重作为最重要的非药物治疗措施之一。

如果说减重对高血糖、高血压和高脂血症的治疗作用是辅助性的话（患者还要经常服用降糖药、降压药和调脂药），那么减重对脂肪肝的治疗作用往往是立竿见影的。脂肪肝是指肝脏内有过多的脂肪。除酒精性脂肪肝是酗酒所致之外，绝大多数脂肪肝是不良生活方式、不健康饮食、能量过剩、静坐少动等生活习惯导致的，称为"非酒精性脂肪肝"。根据中华医学会发布的非酒精性脂肪肝诊疗指南，治疗脂肪肝无特效药物，减重是最主要的治疗方法之一。在临床实践中，很多人在体检发现脂肪肝之后，通过饮食、运动等减重方法逆转了脂肪肝。

减重也是治疗多囊卵巢综合征的主要手段之一。

多囊卵巢综合征是育龄期妇女最常见的内分泌代谢疾病，是当前女性不孕的主要原因，常见表现有多毛、痤疮、月经异常、卵巢多囊性改变、胰岛素抵抗等。

理论上，所有与肥胖，尤其是严重肥胖有关的疾病，如骨关节炎、痤疮、高尿酸血症等都可以通过减重来治疗。

减重是预防常见慢性病和癌症的有效手段之一

既然在肥胖人群中高血糖、高脂血症、高血压、高尿酸血症、脂肪肝、骨性关节炎等常见慢性病的患病率更高，而且肥胖越严重患病率越高，那么肥胖者减重就可以降低患这些慢性疾病的风险。

除了预防常见的慢性病，避免肥胖或减重也是预防癌症的重要措施。2018年5月，美国癌症研究所（AICR）和世界癌症研究基金会（WCRF）发布《饮食、营养、身体活动与癌症预防全球报告》（2018），把保持健康体重，也就是肥胖者要减重，作为预防癌症的关键措施，因为肥胖会增加十余种癌症的患病风险，尤其是结肠癌、乳腺癌（绝经后）、子宫内膜癌、胰腺癌等。不过，值得注意的是，有不少研究发现，偏瘦也有可能增加患癌风险，主要是前列腺癌、食管癌和肺癌等。

减重改变形体，增加活跃度

没有经历过减重的人可能很难理解，减重之后会感觉身体变得轻盈了，更愿意活动了。说实话，我以前也有点不相信这种说法，直到我自己在2015年减重约10千克（从80千克减到70千克）之后，才对此感同身受，真的发现身体变轻盈了很多，跑步、走路等运动能力明显提高。众所周知，久坐不动、缺乏运动会导致肥胖，但其实肥胖反过来也会导致久坐和不愿意运动，这是互为因果的。

当然，减重的方式也很重要。不科学的、极端的减重饮食会让肌肉大量流失，减重之后身材欠紧致，松松垮垮，虽然够瘦，但身材并不好，身姿并不美，也很难变得活跃。因此，为了改变形体和让身材变美，一定要采取恰当的减重方法才行，比如本书推荐的适度低碳水饮食法，否则适得其反。

另外，从心理学角度，真正带给人心理力量的其实不是肥肉，而是肌肉。正如肌肉让我们躯体变结实，运动能力变强一样，肌肉也会增强心理力量。实践表明，减脂增肌的确会改善一个人的心理状态。

减重改善心理状态

过去，人们常说心广体胖，心态好，能吃能喝，容易发胖。现在人们普遍意识到肥胖是一种疾病，会导致多种不良健康后果，而且会受到主流文化的负面评价，很少有人喜欢肥胖，因此在现代社会，肥胖人群的心理健康状态较正常人群差。

已有研究表明，肥胖人群尤其是肥胖女性中抑郁和焦虑的概率更高。而抑郁和焦虑有时会反过来导致错误的进食方式，从而加重肥胖。肥胖和不良心理健康状态之间相互影响，互为因果。减重不仅有利于生理健康，还有利于心理健康。

已知肥胖会受到一些特定人格因素的影响，那些比较冲动、高神经质、低责任感的人更容易发胖。有些年轻人的冲动行为不太受意识控制，克制不住产生冲动行为，情绪忽高忽低，身体内的激素水平也不稳定，容易引发肥胖。争强好胜的人有时会因内心脆弱或自我感觉渺小而不恰当进食，从而容易导致肥胖。人们吃东西很多时候不是因为饿，而是因为馋，是一种缺少味道、不满足、想要得到的感觉。因为馋而进食显然不是为了满足生理的需要，而是满足心理上的需求。当一个人感觉自己内心力量不足的时候，会通过变胖来增强内心力量感。毫无疑问，减重成功会增强自律性和自我掌控的感觉，心态会更加自信和稳定，不再馋那些超出身体需要的食物，并进一步增加内心力量。减重带来的形体改变，也会增强性别特征或魅力。

🔔 建立相对健康的生活方式

减重或控制体重也是管理生活方式的切入点。众所周知，生活方式对身体健康的影响非常大，简直可以说是决定性的。不良的生活方式大多会导致疾病发生，从简单的感冒到可怕的癌症。生活方式是个很宽泛的概念，包括饮食、身体活动、睡眠、起居出行和心理状态等方方面面。有意思的是，这些方面对体重都有不同程度的影响。比如，体重（脂肪）反映了饮食总量（能量）是否合理，即是否与身体代谢和身体活动消耗相匹配；久坐不动、喜欢吃超加工食品或甜食、爱喝饮料、不吃早餐、经常在外面进餐等习惯会使体重增加；晚餐吃得晚，或吃夜宵容易发胖并影响代谢；熬夜或睡眠不足也会因增加进食而导致肥胖；当然，也有相反的情况，熬夜或睡眠不足会降低食欲，影响消化吸收而导致瘦弱。

反过来讲，如果能把自己的体重、腰围和身体成分长期控制在标准范围内，甚至是很理想的状态，那也就说明做到了诸多细节，养成了好的习惯，整体生活方式比较健康。体重适宜不能代表一切，但的确代表了健康生活方式的诸多方面。可以说，控制体重或减重过程就是建立或重建健康生活方式的过程。可能很多人没意识到，一个人的生活方式表面上看是个人的选择，但实际上受到社会、经济和文化因素的强烈影响，并不完全由个人意志决定。

肥胖其实有着深刻的社会属性，比如外卖服务普及，城市化进程加速，生活节奏加快，社会心理压力增加，脑力活动替代了体力活动，以及一些政策性因素。这些因素对人们生活方式和体重的影响是系统性的。要想在社会大背景下，保持相对健康的个人生活方式，没有一定的自律、节制或掌控生活的能力是不可能做到的，而减重或控制体重的过程可以培养自律、节制和掌控生活的能力。

不过，正确的体重观念是保持适宜的体重，不要太胖，也不要太瘦，更不是越瘦越好。正确的减重方法是在不损害身体健康的前提下采用个性化的减重措施，不走极端。错误的体重观念或减重方法违背健康生活方式的原则，反而会损害身体健康，造成营养不良、免疫力低下、疲乏、贫血、低血糖、胃肠道疾病、骨质疏松和脂肪肝等。

肥胖的
发生机制

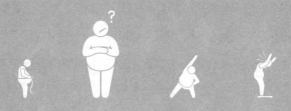

发生肥胖的系统性分析

你可能会经常听到人们谈论发胖的原因，有的说是吃得太多了，有的说是久坐不动缺乏运动，有的说是爱吃甜食上瘾了，有的说是工作太忙"压力肥"，有的说是遗传了易胖体质，有的说是内分泌失调所致，有的说是熬夜缺觉发胖，有的说是生育后体重没减，有的说是戒烟导致发胖……五花八门，不一而足。这些说法或许是对的，是从实际出发的，能从某一方面给出解释，但这些都只是表面的发胖原因，没有触及肥胖发生的根源，其根本的原因一定是系统性的，是由一整套逻辑决定的。不系统地了解肥胖发生的一整套逻辑，就很难理解为什么肥胖者如此之多，肥胖对健康的危害如此之大，减重如此之难。这听起来有点复杂，我们归纳了"一个根本点""两套生理解释"和诸多社会化因素，对肥胖发生的原因进行了系统性分析。

🔳 一个根本点：脂肪的本质

肥胖的核心问题是体内脂肪增加，并且超出合理的范围。体内的脂肪到底是什么呢？我们可能没机会直接看到人身上的脂肪，但可以用手摸到皮肤下面柔软的脂肪层，它是机体储存能量的一种主要形式。

脂肪就是能量，就是储存在脂肪细胞里的能源。

像地下有待开采的石油一样，脂肪的最终宿命是被细胞代谢消耗掉。现在已经知道，身体内1克脂肪大致蕴含9千卡[1]能量，这个数值比汽油（10.5千卡/克）少一点，但本质是一样的，都是可以燃烧的。汽油在发动机里燃烧释放出能量，脂肪将在细胞里"燃烧"释放出能量。这个带引号的燃烧一词不仅仅是一个比喻，还是对脂肪在细胞内代谢结局的精准描述——脂肪在细胞内最终氧化分解为二氧化碳和水，而且二氧化碳和水的生成量与在体外燃烧时的结果几乎完全相同。

与石油或汽油不同的是，脂肪在身体内可以快速形成。体内脂肪形成有多快呢？这么说吧，几乎每次正餐之后几小时

---

❶　1千卡≈4.2千焦。

内，体内都会有一波脂肪形成。肝脏和脂肪组织都有非常高效的脂肪合成系统，来完成能量储备。当然，体内脂肪不可能凭空产生，肝脏或脂肪组织合成脂肪需要原料，并接受激素和代谢的调节。

用来合成脂肪的原料也很简单，要么是饮食摄入的糖类（碳水化合物），要么是饮食摄入的脂肪，反正都是饮食摄入且没有被马上消耗掉的能量。食物中能为人体提供能量的物质主要有糖类（碳水化合物）、脂肪和蛋白质，即营养学中的"三大营养素"。一般情况下，蛋白质很少作为合成脂肪的原料；酒精（乙醇）几乎不能直接转化为脂肪。

总之，身体内的脂肪是储存能量的一种形式，它们是在肝脏或脂肪组织内合成的，但主要原料是来自饮食摄入的糖类（碳水化合物）和脂肪。体内脂肪的最终归宿是"燃烧"，即被细胞代谢为二氧化碳和水，并为细胞提供能量。由此不难理解，身体内有适量脂肪是非常必要的，为健康所需，也是饮食正常、细胞代谢正常的表现。但是，如果体内脂肪形成过多，也就是发胖，储存的能量超出了必要的限度就成了累赘，会影响细胞代谢和身体功能，进而祸及健康。

在我们的身体中，每天都有新的脂肪在肝脏和脂肪组织中形成，旧的脂肪在各种细胞内被代谢消耗。

认识到体内脂肪一直在动态更新这一点给减重指明了方向，那就是一边减少/抑制脂肪形成（遏制增量），一边增加/促进脂肪代谢消耗（减少存量），不断消减体内脂肪"库存"，让体重变轻，身材变瘦。

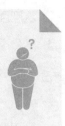

肥胖的根源：能量代谢不平衡

因为体内脂肪是储存的能量，肥胖是储存能量过多的结果，所以一直以来都用能量代谢不平衡来解释肥胖和减重。能量代谢不平衡理论可以大致简化为一个公式，即饮食摄入的能量=身体消耗的能量+脂肪。其中，"饮食摄入的能量"是指食物中的糖类（4千卡/克）、脂肪（9千卡/克）和蛋白质（4千卡/克）等；"身体消耗的能量"是指细胞代谢氧化分解的糖类、脂肪和氨基酸等，根据其用途分为三个主要途径：基础代谢（指维持心跳、循环、体温、呼吸等基本生命活动所消耗的能量，大多数人在1000~1500千卡/日）、身体活动消耗（运动、劳动、日常活动等，数量大小取决于活动量）和食物热效应（指进餐本身引起能量消耗增加，通常在150千卡/日）。从这个公式可以看出，饮食摄入的能量越多，身体消耗的能量越少，则体内脂肪越多，身体越胖。

从肥胖发生和减重的角度，上述公式可以变身为：

$$（体内）脂肪=饮食摄入的能量-身体消耗的能量$$

这里脂肪形成可多可少，还有可能是负值（减重），完全取决于饮食摄入的能量和身体消耗的能量的差。

当饮食摄入的能量＞身体消耗的能量，即能量过剩时，体内脂肪就会增加储存【理论上，每过剩9000千卡能量就会增加1000克纯脂肪，考虑到体内脂肪组织不是纯脂，还带有少量水分和其他成分，故一般认为每过剩7000千卡能量就会增加1000克脂肪组织（或体重）】。

结果就是发胖/体重增加

当饮食摄入的能量＜身体消耗的能量，即能量不足时，体内原有的脂肪会被代谢利用以弥补能量"亏空"，脂肪就会减少【如上计算，每亏空7000千卡能量，就能减少1000克脂肪组织（或体重）】。

结果是减重/体重减轻

当饮食摄入的能量＝身体消耗的能量，即能量代谢达到了平衡状态，既没有过剩也没有不足，刚好量出为入，体内脂肪不变，体重也基本不变。这是大多数人的日常状态，既不会太胖，也不会太瘦。这种平衡状态由体内固有的一些调节机制来维持，并与人们所处的环境和生活相适应。

体重（体内脂肪）正常是能量代谢平衡的结果，而肥胖和消瘦是能量代谢不平衡所致。这一理论遵循物理学能量守恒原理，简明扼要地解释了肥胖为何发生，并推导出一个大家耳熟能详的"六字减肥经"——管住嘴，迈开腿。"管住嘴"就是要减少饮食摄入的能量；"迈开腿"就是要增加身体消耗的能量，入不敷出，人为制造能量代谢"亏空"，减少体内原有的脂肪，从而减轻体重。

管住嘴，迈开腿。说起来容易做起来难，在实践中经常难以达到令人满意的减重效果。这时人们往往会对肥胖者的意志力、自律和自觉感到失望，毕竟物理学定律是不会错的。事情其实并非那么简单，减重者的毅力、自律性和自觉固然是一个问题，但还有更深刻的因素在稀释减重者的努力。比如，近年引起广泛关注的能量补偿机制。能量补偿机制是指当你饮食摄入的能量减少（少吃）时，你的基础代谢会自动调低，身体消耗的能量也减少，从而在一定程度上抵消了少吃的减重效果，管住嘴（少吃）的减重效果并不理想。

运动也有类似的能量补偿机制。2021年8月，《当代生物学》[1]发表来自中国科学院深圳理工大学药学院的研究，发现普通人运动消耗的能量有28%被基础代谢下降"抵消"了。意思是说，假如运动消耗100千卡能量，基础能量代谢就会下降28千卡，结果身体消耗的总能量只增加了72千卡，相当于运动消耗能量打了七折。更糟糕的是，肥胖者运动消耗的能量有49%被基础代谢下降"抵消"，相当于肥胖者运动消耗的能量打了五折。由此不难理解，迈开腿（运动）减重效果并不好。

　　所以，能量代谢不平衡在身体内引起的反应是很复杂的，并不像物理学能量守恒原理那么简单。实际上，如果考虑各种食物与人体的互相作用，这个问题就更复杂了。食物对体内脂肪或体重的影响不仅仅是由其所含能量决定的，还与饱腹感、血糖反应（血糖指数）、大脑奖励、肠道菌群和肝功能等诸多因素有关。这些因素叠加起来影响体内脂肪或体重，不同的食物有不同的影响，即使它们所含有的能量是相同的。比如，同样是摄入300千卡能量，吃白米饭比吃粗杂粮更容易增加体内脂肪；喝甜饮料比吃新鲜水果更容易增加体内脂肪。能量相同的食物，引起身体的反应（体重变化或体内脂肪变化）有可能是不同的。

---

[1]《当代生物学》，*Current Biology*，作者为Vincent Carean等，2021年出版。

🔲 肥胖原因新解：碳水化合物-胰岛素模型

2021年9月，《美国临床营养学杂志》(*The American Journal of Clinical Nutrition*)发表一篇重磅论文，作者是由来自哈佛大学、哈佛医学院、威尔康奈尔医学院、杜克大学等几所著名高校的17名国际公认的科学家、临床研究人员和公共卫生专家组成的研究团队。他们提出了一个关于肥胖发生根本原因的新见解，认为吃多吃少或摄入多少能量不是肥胖发生的关键，肥胖的关键是食用过多消化快、升血糖快的高碳水化合物食物，尤其是精制谷物（指白米饭、白馒头、白面包、白粥、白面条等）和添加糖（指甜饮料、甜点、零食和添加白砂糖、果糖、糖浆的加工食品等）。这些食物会引起较高水平的胰岛素反应，胰岛素是体内促进脂肪合成的主要激素，会从根本上改变代谢，最终导致脂肪储存、体重增加和肥胖。

具体机制说起来有点复杂。当我们食用精制碳水化合物或添加糖时，胰岛素分泌快速增加（同时胰高血糖素分泌被抑制）。这会给脂肪细胞发出信号，让它们储存更多能量（脂肪形成），从而使提供给肌肉和其他代谢活跃组织的能量减少，导致大脑"误以为"身体没有获得足够的能量，又发出了饥饿信号，促进食欲，让人不知不觉吃更多。与此同时，基础代谢会在身体试图储存能量/脂肪的过程中自动减慢。最终结果是，即使人体已经获得了多余的脂肪，我们可能仍会感觉饿，一发不可收拾。目前，这个理论被称为"碳水化合物-胰岛素模型"。

那么，减重就不是笼统地节食、管住嘴、少吃等只强调减少能量摄入的做法了，而是要利用碳水化合物-胰岛素模型，让身体尽量少地合成、分泌胰岛素，进而减少体内脂肪合成。让饮食摄入的能量用到该用的地方，而不是变成脂肪储存起来。

因为胰岛素的合成与分泌主要是由饮食中碳水化合物消化吸收后决定的，所以这就必然要求减少碳水化合物的摄入。又因为不同食物来源的碳水化合物引起的胰岛素反应是不一样的，有的高，有的低，所以并不需要禁忌一切碳水化合物摄入。

粗杂粮、全谷物、新鲜水果和蔬菜等碳水化合物食物是可以吃的，并不会引起很高的胰岛素反应，我们称这些为优质碳水化合物。

减少饮食中碳水化合物摄入总量，但又要保证粗杂粮、全谷物、新鲜水果和蔬菜等优质碳水化合物的摄入量，再加上适量的鱼肉蛋奶、大豆制品等食物，这就是适度低碳水饮食了。

进食后的血糖反应对体重（脂肪合成）有很大影响。即使吃同样的食物，不同的人餐后血糖反应也不一样。有些人在餐后3~4个小时后血糖会下降到很低的水平，甚至比没吃这一餐之前还低。这种"低血糖"会导致下一餐餐前饥饿，进而导致进食量增加和肥胖。出现这种情况既与个人代谢有关，也与膳食组成有关，高碳水化合物饮食尤其是摄入较多精制谷物更容易出现这种情况。2021年4月《自然》子刊《自然代谢》❶发表一项大规模研究，发现餐后血糖波动很大的人，即餐后3~4小时后血糖会下降到很低水平的人，饥饿感增加了9%，全天多摄入312千卡能量。理论上这一数值有可能导致一年内体重增加9千克。另外，2021年10月《新英格兰医学杂志》❷发表的一项人体试验研究表明，过量摄入碳水化合物可导致代谢率降低。

从生理学角度，在我们吃了正常的一餐之后，伴随着消化吸收，身体内很多合成反应都会加强，比如氨基酸合成蛋白质，糖合成糖原，糖合成脂肪，脂肪酸合成脂肪等。这些合成反应与进食量和进食成分有很大关系。比如饮食摄入的碳水化合物在消化吸收后，少量用于即刻随时消耗，其余部分首先用来合成糖原（体内糖原总量较少，远远少于脂肪），然后用来

---

❶ 《自然代谢》，*Nature Metabolism*，作者为Patrick Wyatt等，2021年出版。
❷ 《新英格兰医学杂志》，NEJM，作者为Nawfal Istfan，2021年出版。

合成脂肪。糖原的作用主要是维持血糖（肝糖原）和氧化分解提供能量（肌肉糖原），而脂肪的作用主要是储存能量。理论上，如果每一餐摄入的碳水化合物较少，胰岛素分泌也较少，刚好满足即刻随时消耗和糖原合成，就没有多余的糖类合成脂肪了。这就相当于遏制了体内脂肪的增量（同时，饮食摄入的脂肪也要加以控制才行）。

总之，碳水化合物-胰岛素模型不但更好地阐释了肥胖发生的根源，还指明了减重的高效路线——适度低碳水饮食。适度低碳水饮食也是本书写作的核心，它来自对肥胖根源的系统性分析，在碳水化合物-胰岛素模型的指导下展开，又不违背传统的能量代谢不平衡原理。在实践应用时，适度低碳水饮食兼顾减重效果与日常生活，并考虑不同个体的实际情况，采用系统性方法，不用极端手段，强调整合习惯养成，不追求一朝一夕见结果。

肥胖的社会经济因素

只从个人生理角度来解释肥胖是不够的，因为这无法解释肥胖越来越流行，而且很显然肥胖已经成为一个棘手的社会问题。个人生理因素与社会、经济因素复杂交织并驱动肥胖问题愈演愈烈。简单地说，很多人变胖不是吃胖的，而是被"喂"胖的。减重看起来是个人的私事，但如果对肥胖者所处的致胖环境和社会经济状况视而不见的话，那就很难成功减重，要么无力对抗这些外部条件的制约减重失败，要么减重之后因这些外部条件而反弹。

从公共卫生的角度，采取措施改变致胖环境和社会经济状况相关的外部条件，是遏制肥胖问题的有效手段。

社会经济因素"喂"胖很多人，基本上也是循着减少能量消耗和增加能量摄入两条线进行的。自动化让体力劳动减少，伏案工作增加；以车代步普及，走路越来越少；更多家用设备、电子产品和游戏让休闲娱乐也变成"久坐"了；孩子们大量时间用于学习和校外培训，屏幕时间增加，玩耍运动时间不足。这些因素都极大地减少了人们的能量消耗。

增加人们能量摄入的因素同样比比皆是。食品加工业制造好吃的产品，促进了食品消费，人们有机会食用大量的超加工食品和饮料；快餐和包装、加工食品迅速增加，普遍高能量；餐饮业高速增长，主打美味特色，外出就餐越来越普遍，外卖和外出就餐往往摄入更多高脂、高盐、高糖食物；"买一送一""加量不加价""多买多送""套餐优惠"等销售策略让人们吃更多食物。

心理压力、睡眠不足（熬夜）也会导致异常的饮食行为和久坐的生活方式，进而增加肥胖风险。一些错误的老观念认为儿童肥胖是结实，认为孕妇多吃少动更有益，催生了肥胖问题。肥胖的人甚至会互相影响，2007年《新英格兰医学杂志》❶发表一项很有意思的研究，发现肥胖会在夫妻间、兄弟姐妹间和好朋友间"传播"，只要有一方肥胖，那么另一方发胖的风险就会增加40%~170%。

总而言之，不健康饮食、久坐的生活方式使能量代谢失衡，胰岛素分泌增加促进脂肪合成，进而导致肥胖。而社会经济因素和致胖环境进一步驱动了个人生理因素并加剧肥胖。减重也要从这两方面入手，既要推行较低能量的健康饮食，增加身体活动，又要应对社会经济因素和致胖环境的不利影响。前者需要掌握一些饮食营养相关知识，以便做出正确的自我选择，后者需要养成固定的习惯（如我们推荐的适度低碳水饮食），并持之以恒。

---

❶《新英格兰医学杂志》，NEJM，作者为Nicholas A Christakis等，2007年出版。

2

食物转化为体重/脂肪的原理

任何人身上的脂肪都不会凭空产生，它们都是由每天摄入的食物转化而来。人类的食物千差万别、种类繁多，为人体提供所需的数十种营养物质，其中最主要的是蛋白质、脂肪和碳水化合物，即营养学中所谓的"三大营养素"。它们各自的生理功能是不同的，但有一点是共同的，那就是为人体细胞提供能量。能量也称为"热量""热能"或"热卡"，其国际单位是焦耳，简称焦，非规范单位是卡（calorie）和千卡（kcal），故在很多时候能量又被称为"卡路里"。能量及其变化是我们认识这个世界最基本的物理学知识。

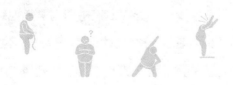

🗓 三大营养素转化为体内脂肪

从根本上讲，我们吃食物其实就是在摄入能量。这些能量主要来自碳水化合物、脂肪、蛋白质和酒精（如果饮酒的话）等，它们在身体细胞内代谢时释放出能量，供细胞利用、消耗。能量代谢，即把能量摄入体内然后再消耗掉的过程，是一切生命的基本特征。宏观地看，人体不过是一个代谢能量的"机器"而已，每天把能量摄入体内，再把它们消耗掉，日复一日，年复一年，直到生命终止。

如果仔细观察能量代谢过程，就会发现人体能量摄入的模式与能量消耗的模式有很大不同。能量摄入是间断进行的，隔几小时才吃一顿饭，但能量消耗是持续不间断的，即使夜里睡觉时心脏跳动、体温维持和呼吸等生命活动都在不停地消耗能量。人体是如何用间断的能量摄入来满足能量持续消耗的呢？除了肠道消化吸收需要时间逐步完成之外，身体还有高效的食物成分转化和储存机制。

每次进餐之后，肝脏都要加紧工作，把消化吸收的糖类大部分转化为脂肪（并放到脂肪组织中），少部分合成糖原（就地存放），只留很少一部分在血液中即刻被其他组织器官利用。消化吸收的氨基酸（来自食物蛋白质）一般不会直接转化为脂肪，但过多的氨基酸可以转化为糖类，甚至转化为脂肪。

总之，饮食摄入的碳水化合物、脂肪和蛋白质都有机会变成身体中的脂肪，并使体重增加。甚至酒精也会间接增加体内脂肪。

在进食停止之后的两餐之间，尤其是在漫长的夜间，食物消化吸收结束，腹中空空，但细胞的生命活动还在继续，其所需的能量从哪里来？正是之前合成的脂肪和糖原，以及由氨基酸或其他物质转化而来的糖（该过程在肝脏进行，称为"糖异生"）。也就是说，即使不运动，进食后合成的脂肪大多数也会被基础代谢消耗掉。如果运动或身体活动较多的话，进食后合成的脂肪将全部被消耗，一日之内体内脂肪的"净增量"为零，体重保持不变。

食物与体内脂肪的"互动"说起来有点复杂，但只要抓住以下几个关键点，就能很好地理解食物如何转化为身体脂肪，并令身体发胖。

○ 第一，饮食中的碳水化合物大部分会被转化为脂肪。

○ 第二，饮食中的脂肪大部分直接成为身体脂肪（尤其是碳水化合物摄入量充足时）。

○ 第三，身体脂肪在每次进餐后都会增加，但一日之内"净增量"的多寡还取决于基础代谢和运动消耗。

第四，食物变成身体脂肪的过程受很多因素的影响，如食物成分、饮食搭配、进餐总量和餐次、运动或身体活动形式、身体功能（如胰腺分泌胰岛素、胃肠消化吸收、肝脏代谢转化和肠道菌群平衡等）等。

总体而言，饮食摄入的能量超过80%来自碳水化合物和脂肪，身体内脂肪也主要来自碳水化合物和脂肪。因此，我们推荐的适度低碳水饮食减重首先要瞄准饮食中这两种营养成分，前者包括淀粉及其制品（如糊精等）、天然糖（如水果中的糖）和添加糖（如白砂糖、果葡糖浆、麦芽糖浆、果糖等），后者包括鱼肉蛋奶中天然存在的脂肪，以及在食品加工和烹调过程中添加的食用油。这些成分看似简单，稍加注意即可控制，但实际上它们已经深入当下人们饮食生活的方方面面，控制起来难度很大，且历史上不乏争议。

过去主流观点是低脂肪饮食，即严格控制红肉类、油脂和烹调油的摄入，降低脂肪的供能比例，对碳水化合物摄入要求比较宽松，大致是一种低脂肪高碳水的饮食模式，强调控制饮食中的脂肪。但是，后来有很多研究表明，低脂肪高碳水的饮食模式既不利于体重控制，也不利于心脏健康。相反，高脂肪低碳水的饮食模式要表现更好一些。这种饮食模式要求严格限制碳水化合物，特别是要限制摄入米饭、馒头、面包等精制谷物，以及饮料、甜食等添加糖，允许摄入粗杂粮、全谷物、豆类、蔬菜和水果等，允许摄入鱼肉蛋奶等高蛋白高脂肪食物，食用油的摄入要求比较宽松，甚至提倡用油脂代替精制谷物。

实际上，各种减重饮食都在寻找最佳的三大营养素比例，那么到底怎样的三大营养素比例才是完美的呢？在过去的20多年里，关于这个问题的科学研究越来越多，目前已经积累了数千个，并没有形成统一的结论，人们逐渐认识到：就减重而言，并没有完美的三大营养素比例，而且三大营养素的比例并不是管理体重的关键，除非它们影响到总能量摄入以及体内胰岛素分泌和脂肪合成机制。或者说，吃什么食物比摄入什么营养素对体重的影响更大。比如，同样都是碳水化合物来源的白米白面和粗杂粮，吃粗杂粮比吃白米白面有益于减重。

我们推荐的适度低碳水饮食就非常强调碳水的具体来源，而不仅仅局限于碳水的数量。

▣ 最容易让人发胖的食物

食物对体重的影响超过其所含的三大营养素和能量。因为食物不但提供碳水化合物、脂肪和蛋白质三大营养素，还影响饱腹感、血糖反应、肠道菌群、大脑奖励系统和肝脏代谢等生理过程，这些影响对体重管理的作用比单纯的三大营养素或能量更大。减重饮食只讲三大营养素比例是不行的，关键还得看吃什么样的食物！

超加工食品/垃圾食品

近年来已积累大量研究证据，生活中无处不在的超加工食品导致肥胖，不止于此，超加工食品还与心血管疾病、糖尿病、炎症和某些癌症的风险增加有关。

超加工食品（ultra-processed foods）是指那些经过多重加工、多种添加的加工食品，比如饼干、蛋糕、奶油面包、起酥面包、薯片、加工肉类（比如香肠、培根）、鱼丸、肉丸、沙拉酱、人造黄油、饮料、奶昔、方便面、速食面或饭、冰激凌、早餐麦片、油炸零食、糖果、蒸馏酒等。这些琳琅满目的食品基本上已经看不到天然食材的影子，却加了很多其他配料。它们的特点是添加较多糖、盐和油脂等调味料，含较多色素、香精、防腐剂等添加剂，含较少膳食纤维、维生素、矿物质和植物化学物等，包装十分充分，保质期较长。

美国膳食指南最早提出一个"低营养素密度"（low nutrient density）食品的概念，用来定义能量相对较多、营养素相对较少、经常吃会导致肥胖及其他健康问题的那些食品，但大众很难理解，到现在也没有普及。目前看，如果总要有一个词来描述那些合法合规但经常吃有害健康的食品，那么就是"超加工食品"了。虽然超加工食品也缺少明确、精准的定义，但这个词既容易被大众理解，又经常出现在科学研究中。在有些流行病学研究中，"超加工食品"被定义为工业化生产，且至少包含5种添加剂的食品。

我们推荐的适度低碳水饮食必须少吃或不吃超加工食品。研究发现，超加工食品导致肥胖的机制是多方面的。超加工食品味道诱人，很方便咀嚼，饱腹感较弱，刺激大脑中与奖励机制相关的区域（令人"上瘾"），人们吃得更快更多，从而增加能量摄入，让人发胖。来自美国国立卫生研究院的研究表明，与吃健康食物相比，吃超加工食品会让人每天多摄入超过500千卡的能量，在两周的试验期体重大约增长了1千克。除此之外，超加工食品还影响机体代谢过程，改变肠道菌群平衡，促发肥胖，并与患心血管病、某些癌症、糖尿病、高脂血症、肠易激综合征和死亡风险增加有关，《英国医学杂志》❶2019年5月。美国心脏协会（AHA）在2021年11月发布的饮食指南中强调，应尽可能选择低加工食品，而不是超加工食品。

精制谷物/精制碳水

减肥必言碳水（碳水化合物），但碳水化合物概念复杂，种类繁多，对体重的影响也不一致，有的让人发胖，有的帮助减肥。前者如精制谷物、添加糖等，后者如全谷物、粗杂粮等。近年，越来越多的研究表明，人们常吃的精制谷物对管理体重和血糖不利。精制谷物是指白米、白面等经过精细碾磨加工的谷类及其制品，如白米饭、白粥、白馒头、白面包、白面条等常见主食，以及饼干、方便面、米粉、点心、小零食等。

天然谷物的成分主要有淀粉（含量75%左右）、蛋白质（含量10%左右）和水分（含量12%左右），其余部分是膳食纤维、矿物质、维生素和植物化学物等，且主要集中在谷粒的外层（糊粉层、麸皮和胚芽）。为了让大米或面粉白净细软、储存期更长，精制谷物在碾磨过程中去掉了谷粒的外层，导致膳食纤维、矿物质、维生素和植物化学物等营养成分大量流失。精制

---

❶《英国医学杂志》，BMJ，作者为Anaïs Rico-Campà等和Bernard Srour等，2019年出版。

谷物更大的弊端是消化吸收太快，不但餐后血糖较高，不利于防治糖尿病和心血管疾病，而且饱腹感较差，不顶饿，容易吃多发胖。

实际上，精制谷物也是制造加工食品、超加工食品最常用的原料之一。为了更好吃，食品加工业还会把谷物中的淀粉进一步加工成芡粉、糊精、麦芽糊精、麦芽糖浆、果葡糖浆等淀粉制品来使用。它们与精制谷物一起被称为"精制碳水"，营养价值更低，更不利于体重和血糖管理。我们推荐适度低碳水饮食，一个基本原则就是要降低精制谷物或精制碳水的摄入量。

添加糖

对体重管理和身体健康而言，添加糖比精制谷物更不堪。"添加糖"是指人为添加到面包、饼干、饮料、小零食等各种加工食品以及菜肴中的蔗糖（白砂糖、红糖、冰糖）、葡萄糖、果糖、麦芽糖、糖浆等，但不包括水果中天然含有的糖。大量研究证据表明，摄入过多添加糖会增加患肥胖、2型糖尿病、高脂血症、高血压和心血管疾病的风险，还会导致龋齿、维生素缺乏和视力下降等。按照世界卫生组织（WHO）的建议，成年人每天摄入的添加糖最好不要超过25克（5%总能量），最多不能超过50克（10%总能量）。添加糖的这一限量也被中国营养学会《中国居民膳食指南（2022）》采纳。美国心脏协会（AHA）指出，2岁以下的孩子饮食中不应该有添加糖；2至18岁的儿童和青少年每天添加糖应该限制在25克以下。

除了日常烹调时少加或不加糖之外，购买加工食品时要留意产品配料表，看是否有白砂糖、果糖、葡萄糖、麦芽糖（饴糖）、果葡糖浆、麦芽糖浆等添加糖。要注意很多加工食品（尤其是"无糖食品"）用甜味剂来代替添加糖，如三氯蔗糖、甜菊糖、糖精、木糖醇、山梨糖醇等，这些"代糖"不属于添加糖，其本身很少提供能量，理论上不会让人发胖，但因为能增加甜度，改善口感，让人吃更多，这一点与添加糖是一样的，还有研究显示代糖会扰乱正常肠道菌群，所以最好也不要多吃。更简单的办法是看加工食品的营养成分表，很多产品会在碳水化合物含量的下面注明"糖"的含量是多少。

一个典型的加工食品是酸奶。酸奶本来是备受推崇的健康食品，但现在市面上的酸奶产品绝大多数并不是纯正的、100%的酸奶，而是普遍添加了糖，大多数酸奶添加糖约为8%或10%，与一般甜饮料不相上下！一杯150克的酸奶含添加糖12~15克（不包括奶类中天然含有的乳糖）。2018年8月《英国医学杂志》[1]发文指出，酸奶是徒有其名的健康食品。美国心

---

[1] 《英国医学杂志》，BMJ，作者为Moore JB等，2018年出版。

脏协会、美国营养学会、美国儿童牙科学会和美国儿科学会联合倡议，5岁及以下儿童不宜饮用酸奶（指加糖酸奶）或其他加糖奶制品。因此，适度低碳水饮食也不推荐加糖酸奶或加糖牛奶。

另一个值得注意的食品是果汁，不论是加糖的果汁饮料，还是不加糖的100%鲜榨果汁，都与新鲜水果不同，其所含糖应计入添加糖限量。这是因为在生产果汁过程中，压榨、捣碎、加热消毒会使维生素C等氧化破坏；过滤渣则损失大量膳食纤维，而使糖浓缩、游离、更快吸收。

按照美国心脏协会的建议：

- 1岁以下婴儿不要饮用果汁；
- 1～3岁幼儿，每日果汁摄入量最多不超过半杯（120毫升）；
- 4～6岁儿童每日果汁摄入量不超过180毫升；
- 7～18岁青少年，每日果汁摄入量最多不超过1杯（240毫升）；
- 18岁以上成年人每日果汁摄入量最多不超过1杯（240毫升）。适度低碳水饮食只推荐新鲜水果，不推荐任何果汁或其他饮料。如果一定要喝饮料的话，只能选无糖、零度或零卡饮料。

高脂肪食物

饮食摄入的脂肪大部分会直接成为身体脂肪（储存），所以高脂肪饮食也容易令人发胖。日常饮食中脂肪有四大来源，分别是烹调用油、加工食品用油、肉蛋奶类天然含有的脂肪和坚果类大豆类天然含有的脂肪。前两个是饮食中脂肪的主要来源，数量相对较大；后两个是次要来源，一般情况下数量相对较少（特意多吃者除外）。

烹调油在中式餐饮中用量很大。外出就餐自不必说，煎炒烹炸样样离不开油，家庭烹调用油也偏多，用油爆锅不可少。

 根据《中国居民营养与慢性病状况报告（2020年）》，我国居民饮食脂肪总量的53.4%来自烹调油，人均每天摄入烹调油43.2克，约60%的成年人超过中国居民膳食指南推荐的每天30克烹调油限量。

减重时要少吃或不吃油炸食品（如炸鸡块、炸鱼、炸肉串、油条、麻花等）和油腻菜肴，烹调时少放油，尽量无油或少油烹调，吃蔬菜可以水煮、凉拌、蘸酱等。在外就餐油腻菜肴不可避免时，可以用一碗清水涮一下油盐再吃。家庭用烹调油要多样化，如橄榄油、亚麻油、玉米油、大豆油、花生油等，但要限量食用。

加工食品经常要添加食用油，常见的有面包、饼干、方便面、蛋糕、油炸食品、火腿肠、香肠、小零食。加工食品中添加的食用油往往有两个显著特点：

一是"隐形"

虽然添加量很多（比如方便面、起酥面包、奶油面包、曲奇饼干、奶油饼干等），但不会让你觉得腻。

二是"质量低"

广泛应用氢化植物油、棕榈油、椰子油、奶油等含较多饱和脂肪酸或反式脂肪酸的油脂，这些食用油营养价值低，而且容易导致肥胖和血脂异常等健康问题，可以视为最坏的脂肪。适度低碳水饮食建议选择加工食品时，要注意产品配料表中是否有"食用植物油""精炼植物油""植物油脂""氢化植物油""起酥油""植物奶油"等，并留意营养成分表中脂肪含量，一般每100克食物含脂肪≥12克即可视为高脂肪加工食品，减重时要少吃或不吃。

肉类、蛋类和奶类食物天然含有较多脂肪，但一般情况下，人们通过肉蛋奶类食物摄入的天然脂肪远远少于烹调油和加工食品中的食用油。肉类并非总是高脂肪的，比如瘦猪肉、瘦牛肉、瘦羊肉、鸡胸肉和鱼虾等都是低脂肪食物，只要烹调时不油炸，采用炒、焖、蒸、煮等烹调方式，它们提供的能量并不多，但营养价值很高，饱腹感也不错，应该成为减重食谱的重要组成部分。当然，高脂肪的肉类也有不少，如五花肉、猪排骨、牛排、肥羊、肥牛、火腿、香肠、培根、炸鸡、炸鱼、炸肉等，减重时要少吃或不吃。蛋黄含有一些脂肪，但蛋清几乎不含脂肪，一个鸡蛋约含4.5克脂肪。普通牛奶和酸奶也含有较多脂肪（大约3%），但脱脂牛奶含脂肪很少（小于0.5%）。减重食谱应该包含蛋类和奶类，尤其是蛋清和脱脂奶类。

另一类天然含有较多脂肪的食物是坚果，包括核桃、花生、瓜子、松子、榛子、开心果、巴旦木、杏仁等。坚果的营养价值较高，对健康有益，被各国膳食指南推荐。但是，坚果普遍含有大量脂肪，可提供大量的能量。100克炒花生仁含有44.4克脂肪，大概相当于45克花生油或豆油，葵花子、核桃和松子的脂肪含量更多。就能量而言，2克坚果大致相当于1克烹调油。因此，坚果只宜少吃，每天一小把，想减轻体重的人更要注意。

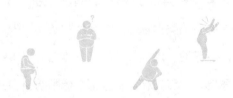

値得注意的是，高脂肪食物对减重也并非一无是处。因为脂肪胃排空（指食物从胃进入小肠的过程）最慢，饱腹感更持久，比较顶饿，所以饮食中有一定量的脂肪并不影响减重大计，完全不摄入脂肪也并不是好的减重方法。在上述各种高脂肪食物中，如果要说哪类对体重影响最大、最容易导致肥胖的话，那一定是既高碳水又高脂肪，如起酥面包、曲奇饼干、薯条、方便面、巧克力等。《细胞代谢》[1]杂志2018年发表一项来自耶鲁大学的人体研究，显示当高碳水遇到高脂肪，大脑会"狂欢"——大脑纹状体兴奋性显著提高，脂肪与糖（碳水）同时摄入产生了"超加性效应"（两种物质加在一起的效用比单独使用这两种物质的效用加起来还要大，即1+1>2），严重强化大脑对食物的奖赏机制，简单地说，就是"上瘾"。适度低碳水饮食必须避免食用此类食物。

饮酒

酒精可以提供能量（热量），1克酒精提供7千卡能量，但没有任何营养价值，所以在营养学上称之为"空热"。酒精大部分（90%以上）在肝脏代谢，代谢过程是乙醇（酒精）→乙醛→乙酸→二氧化碳和水。酒精本身几乎不会转化为脂肪或血

---

[1] 《细胞代谢》，*Cell Metabolism*，作者为Alexandra G等，2018年出版。

糖，但大多数啤酒、红酒中都含有糖类（干啤、干红和白酒除外），会影响体重和血糖。酒精总是优先代谢，并提供能量，"节省"了体内脂肪氧化供能，间接促进肥胖。另外，饮酒经常与下酒菜、过量进食连在一起，共同导致腹型肥胖，俗称"啤酒肚"。但并非只有喝啤酒才有这种结果，一项针对25万中国成年人的调查表明，白酒、红酒等比啤酒有过之而无不及。不论喝哪种酒，经常饮酒的男性和女性肥胖（腹型肥胖）的风险增加了23%和13%。因此，减重时不应饮酒，如果一定要喝，只能选干啤、干红、低度白酒等不含糖的酒类，且不能吃很多下酒菜。

除了发胖，过量饮酒还直接损害肝细胞，导致肝功能异常（转氨酶升高）、脂肪肝、肝纤维化和肝硬化，并增加患肝癌的风险。饮酒还增加食管癌、胃癌、乳腺癌、大肠癌、口腔癌、咽癌和喉癌的风险，每天饮酒两三杯或更多时，致癌风险更大。膳食指南建议，每天酒精不要超过25克（男性）和15克（女性）。25克酒精大致相当于750毫升啤酒，或250毫升葡萄酒，或50克高度白酒，或75克低度白酒。15克酒精相当于450毫升啤酒，或150毫升葡萄酒，或50克低度白酒。酒精含量计算公式是，酒精量（克）=饮酒量（毫升）×酒的度数（%）×0.8。例如，一瓶500毫升啤酒（酒精度3.4°），其酒精含量=500×3.4%×0.8＝13.6（克）。

⊟ 有助控制体重的食物

在指导减重时，经常听到有人抱怨这也不能吃，那也不能吃，都没什么可吃的了。这绝非事实，减重时不但有很多食物可以吃，而且其中一些食物还有助于减重，如全谷物或粗杂粮、新鲜蔬菜水果和低脂高蛋白食物等。

全谷物/粗杂粮

很多人说吃主食使人发胖，甚至说减重不能吃主食，这种说法并不完全准确。只有当把主食等同于白米饭、白馒头、白面条、白米粥、白面包等精制谷物时，这种说法才是对的。但主食还包括全谷物、粗杂粮和薯类等，如糙米粥、杂粮米饭、杂豆米饭、燕麦粥、玉米饼、荞麦面、全麦馒头、地瓜、山药等，这些非精制谷物含更多的膳食纤维、维生素、矿物质和植物化学物，血糖指数（GI）较低，不但有助于控制体重，而且能预防2型糖尿病、高脂血症、高血压、心血管疾病和某些癌症等，还促进肠道健康和菌群平衡。

全谷物或粗杂粮种类有很多，大致可以分成以下三大类，它们在普通农贸市场、超市或网上商城都能买到。

第一类是糙米和全麦，指没有经过精加工的稻谷或小麦。一般只经过去壳处理，保留了谷粒较硬的外层和胚芽，所以膳食纤维、维生素、矿物质等营养素含量更丰富。

第二类是杂粮，指燕麦、玉米、小米、高粱、大麦、荞麦、藜麦等水稻、小麦以外的谷类。这些谷类要么因为谷粒太小、太黏，要么因为谷粒外层太紧实，一般不适合精细碾磨，通常成不了精制谷物。中国营养学会2017年推荐"十大好谷物"，包括全麦粉、糙米、燕麦、小米、玉米、高粱米、青稞、荞麦、薏米和藜麦。

第三类是杂豆，指绿豆、红小豆、红腰豆、红芸豆、白芸豆、饭豆、扁豆、鹰嘴豆、蚕豆、干豌豆、眉豆等（但不包括大豆）。它们虽不属于谷类，但营养特点与谷类十分接近，且通常未经碾磨，甚至可带皮食用，所以可归入粗杂粮的范畴。

此外，红薯、马铃薯、山药、芋头等薯类富含淀粉、膳食纤维和某些维生素，整体营养价值也优于精制谷物。

 根据《中国居民膳食指南（2022）》的推荐，全谷物或粗杂粮应占主食总量1/3。《美国膳食指南》则推荐全谷物占1/2。

现实生活中，只有很少一部分人的饮食能达到这一推荐标准，绝大部分人做不到，亟待改进。

全谷物或粗杂粮有助减重的原理是富含膳食纤维，消化吸收较慢，不但饱腹感较强，顶饿，少吃一些就饱了，而且对胰岛素分泌的刺激作用较弱，减少了脂肪合成。全谷物或粗杂粮促进肠道菌群平衡，也有益于体重控制。

因此，适度低碳水饮食建议主食要粗细搭配，且全谷物或粗杂粮的比例要超过一半。

经常听到有人说"粗粮不好吃""粗粮对胃肠不好"等。这都是因为没有掌握适宜的烹调方法。实际上，只要烹调方法得当，粗粮的口感不但不逊于细粮，而且比细粮更具自然的香醇味道。

做米饭时，在白米中掺入1/3或1/2的一两种粗杂粮，做成二米饭（小米、大米）、黑米饭（黑米、大米）、燕麦米饭（燕麦米、大米）、红豆饭（红小豆或红芸豆、大米）、绿豆米饭（绿豆、大米）、扁豆米饭（扁豆、大米）、藜麦米饭（藜麦、大米）等。此外，玉米糁、大麦米、荞麦米等也可以掺入米饭中。

做杂粮粥要比杂粮饭简单很多，就是选几种粗杂粮与大米一起煮即可，除了上述杂粮之外，还可以加糙米、薏米（薏苡仁）、高粱米、豌豆、眉豆、豇豆、鹰嘴豆等。这些杂粮也需要提前浸泡，或者提前煮20～30分钟后再放入大米煮粥。除粗杂粮外，煮杂粮粥还可以放入花生、大豆、青豆、黑豆等（也需要提前浸泡）。加入糯米、黏米、燕麦片会使杂粮粥口感变黏糯。不用大米，直接用小米煮粥，用玉米面、玉米糁、玉米楂子煮粥也是很好的吃法，但从营养搭配的角度，多几种食材，尤其是包括杂豆类煮粥最佳。与谷类相比，杂豆类含蛋白质较多，而且两者蛋白质可以互补。

做面食时掺入全谷物或粗杂粮也不难，如全麦馒头、"二合面"馒头（面粉加玉米面、荞麦面、高粱面等）、全麦面包、荞麦面条、豆沙包等。家庭制作杂粮馒头时，还可以掺入亚麻籽粉、奇亚籽粉、抗性糊精、菊粉、大豆粉、奶粉或牛奶等营养食材。

蔬菜水果

在生活中仔细观察人们的饮食，你会发现瘦人几乎都有一个共同的习惯，那就是爱吃蔬菜。绝大多数蔬菜不含糖，不含脂肪，蛋白质含量也很少，只提供很少的能量，但含较多膳食纤维和维生素、矿物质、植物化学物等，能增强饱腹感，从而减少能量摄入。新鲜蔬菜和水果还能促进肠道菌群平衡，也有益于体重控制。

绿叶蔬菜是蔬菜中的佼佼者，营养价值最高，是膳食纤维、胡萝卜素、维生素C、叶酸、维生素B_2、维生素E、维生素K、钾、钙等多种营养素的重要来源。常见的绿叶蔬菜有菠菜、油菜、小白菜、木耳菜、菜心、生菜、韭菜、油麦菜、绿苋菜、茼蒿、芹菜、空心菜、苦苣、紫背天葵、莴笋、豆瓣菜（西洋菜）、芥蓝、萝卜缨、小葱、荠菜等。蒜薹、西蓝花虽然看起来是花不是叶子，但它们不输于绿叶蔬菜，营养价值很高。青椒、尖椒、豆角、四季豆、荷兰豆、豇豆（线豆）、苦瓜和秋葵也是营养价值较高的绿色蔬菜。

除绿色蔬菜外，红黄颜色和紫黑颜色蔬菜的营养价值也较高。前者较常见的有胡萝卜、南瓜、番茄（西红柿）、彩椒、红心萝卜（心里美）、红菜薹（紫菜薹）和红凤菜等；后者较常见的有紫甘蓝、紫洋葱、紫茄子等。这些蔬菜的颜色要么来自类胡萝卜素，要么来自花青素，要么两者兼而有之。这两类物质都具有较强的抗氧化作用。绿色、红黄色和紫黑色蔬菜等深色蔬菜应该成为减重饮食的主角，以便在饮食总量（能量）较少的前提下摄入较多的营养素。

还有一类蔬菜极具营养价值但经常被人们忽视，那就是食用菌，包括木耳、银耳、香菇、口蘑、金针菇、茶树菇、杏鲍菇、平菇、牛肝菌、羊肚菌、竹荪等。它们不但富含膳食纤维、维生素B_1、维生素B_2、维生素K、维生素D、钙、钾、铁、锌、硒、谷胱甘肽和麦角硫因等营养物质，而且含有其他蔬菜没有的食用菌多糖，食用菌多糖具有提高免疫力、调节血脂、抗癌、抗血栓等作用。另外，食用菌中蛋白质含量和质量都要高于普通蔬菜。因此，减重食谱一定不要少了食用菌。

水果经常与蔬菜相提并论，两者具有类似的、较高的营养价值。尤其是深色水果的营养价值更高，如绿色的猕猴桃、绿葡萄、杨桃、青梅等，黄色的柑橘、柚子、橙子、芒果、哈密瓜等，红色的樱桃、草莓、红莓、西瓜、圣女果、石榴、山楂、红心火龙果等，紫色的蓝莓、紫葡萄、黑加仑、黑枸杞、杨梅、桑葚等。但是，水果有一点与蔬菜大不相同，水果含较多的糖，甜酸可口，有的人容易吃过量，不利于管理体重。一般建议每日新鲜水果摄入量以250～500克为宜。

目前已有充分的证据表明，多吃新鲜蔬菜水果有助于控制体重，预防心血管病（如高血压病、冠心病、脑卒中等）、2型糖尿病、癌症、骨质疏松症；促进肠道健康、皮肤健康，延缓衰老；预防黄斑变性和白内障等。而且这些作用很难被营养补充剂或保健品代替。因此，适度低碳水饮食建议加大新鲜蔬菜摄入量，每天要超过500克（一斤），且以深色蔬菜为主；每天摄入新鲜水果250～500克（半斤到一斤）。

适度低碳水饮食首先要增加吃蔬菜的种类和频率。全天吃的蔬菜要达到5个品种以上，一日三餐都要有蔬菜，连早餐也不例外。

争取每个菜肴，哪怕是荤菜，也尽量加一些蔬菜，比如红烧肉里面配胡萝卜、羊肉炖萝卜、炒牛肉配洋葱等。烹调方法多样化也可以增加蔬菜摄入，蔬菜可以清炒或素炒（如油菜、菜心、空心菜、青椒、洋葱、蒜薹等）、蒜炒（如茼蒿、芥蓝、芥菜、木耳菜、菜薹、豌豆苗、西蓝花等）、做汤（如菠菜、空心菜、小白菜、木耳菜、生菜、油麦菜、香菇、木耳、蘑菇、西红柿等）、先煮后拌或先蒸后拌（拌以蚝油、酱油、蒜蓉酱、大酱、牛肉酱、蘑菇酱、油醋汁、沙茶酱、海鲜酱等）、炒肉或炒鸡蛋（如番茄、苦瓜、韭菜、小葱、油菜、青椒、菠菜等）、蔬菜沙拉（西式）或生拌蔬菜（中式）、蘸酱生吃（如苦苣、小白菜、生菜、油麦菜、小葱、莴笋叶、香菜、黄瓜、萝卜、洋葱、青椒等）、炖煮（如南瓜、胡萝卜、萝卜、大白菜、茄子、豆角、香菇、木耳、蘑菇等）。此外，蔬菜可以像水果一样作为零食吃，如黄瓜、西红柿、水萝卜、胡萝卜、彩椒等。

蛋白质食物

蛋白质可以说是最重要的营养素。整个人体从脚后跟到头发梢，包括皮肤、骨骼、肌肉和所有器官主要是由蛋白质构成的。蛋白质还是一切生命活动的基础，体内大多数活性物质都是蛋白质，如激素、酶、抗体、补体、血红蛋白、载脂蛋白、免疫球蛋白等，这些活性物质执行了摄食、排泄、代谢、运动、血液循环、呼吸、免疫、思考等所有生理功能。

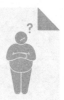

人体内所有的蛋白质都是由人体细胞合成的，但其原料必须由食物蛋白质提供。因此，不论何时何地，都要牢记蛋白质是维系身体健康的关键。

减重饮食尤其要保证蛋白质摄入，减重时出现疲乏、免疫力下降、月经不调、掉头发等不良反应常与蛋白质缺乏有关。

富含蛋白质的食物有瘦肉类、蛋类、鱼虾、奶类和大豆制品等，它们不但蛋白质含量较多，而且蛋白质质量（营养价值）较高，同时还提供较多维生素和矿物质，如钙、铁、锌、维生素A、B族维生素等。可以说，这些蛋白质食物是保障身体健康的基础。在理论上，饮食摄入的蛋白质较难转化为身体内脂肪，这与饮食摄入的碳水化合物或脂肪有很大不同。因此我们适度低碳水饮食要增加饮食中蛋白质供能比，也是适度高蛋白饮食。每一餐都有一两种蛋白质食物，比如，早餐吃奶类、鸡蛋或豆浆等；午餐和晚餐吃鱼虾、畜禽肉类和大豆制品等。不过，一定不要选高脂肪的肥肉、五花肉、排骨、牛排、肥羊、肥牛等，更不要用油炸来烹调，如炸鸡、炸鱼、炸肉、煎蛋、炸豆腐等。核桃、花生、瓜子、开心果、巴旦木等坚果是高蛋白高脂肪食物，仅可作为加餐少量食用。

选择蛋白质食物时，要在多样化基础上大致遵循以下优先顺序：奶类或大豆制品＞鱼虾＞蛋类＞禽肉类＞红肉＞加工肉类。

奶类（牛奶、酸奶、奶粉等）不可或缺，是钙的最好来源，每天饮250～500毫升牛奶或相当量的奶制品。大豆制品不仅提供优质蛋白，还富含磷脂、膳食纤维、低聚糖、钙、B族维生素、大豆异黄酮（被称为"植物雌激素"）等营养成分。常见大豆制品有豆腐、豆浆、豆腐干、豆腐卷、干豆腐、腐竹、纳豆等，这些都是各国膳食指南推荐摄入的健康食物，建议每天吃一两次大豆制品。鱼虾类优于畜肉类，与畜禽肉类相比，鱼类易于消化，脂肪总量较低，饱和脂肪更少，且含有独特的长链多不饱和脂肪酸——DHA和EPA（被称为ω-3脂肪酸），平均每天可摄入50～100克。蛋类的营养价值也很高，健康人平均每天可以吃一两个鸡蛋，但因为蛋黄含有大量胆固醇，所以血脂异常者每天只能吃一个鸡蛋（黄）。在肉类中，较为不健康的是加工肉类，如腌肉、烟熏肉、火腿、香肠、培根等，尽量不要吃，它们已经被世界卫生组织（WHO）归为Ⅰ类致癌物（致癌作用明确）；一般红肉（猪肉、牛肉、羊肉等）也要少吃，平均每天不要超过50克；鸡、鸭、鹅等禽肉类比红肉好，可以适当多吃一些。

其他食物

前面讨论了全谷物、粗杂粮、蔬菜水果、蛋白质食物（肉类、鱼虾、蛋类、奶类和大豆制品）等有助于控制体重的日常饮食种类。接下来，我们介绍一些相对小众的、特殊的食物，如咖啡、茶、亚麻籽粉、奇亚籽粉、益生菌、益生元、营养补充剂和保健品等，它们经常被声称可以减肥，是真的吗？

咖啡和茶

人们喝咖啡主要用来提神，因为咖啡因是一种"兴奋剂"，作用于神经系统，使人保持头脑清醒，驱除睡意，恢复精神。但近些年研究发现，咖啡中的多酚类物质有很多健康益处，比如降低心血管疾病、糖尿病和某些癌症（肝癌、结肠癌和前列腺癌等）风险，保护肝脏，改善认知功能等。《美国膳食指南》推荐把每天喝咖啡（以咖啡因计不超过400毫克/天）作为健康生活方式的一部分。

喝咖啡对控制体重也有帮助，一方面纯咖啡（黑咖啡或美式咖啡，既不加糖也不加奶的咖啡）几乎不增加能量摄入；另一方面咖啡因使基础代谢小幅增加。不过，那种加奶或植脂末又加糖的咖啡或咖啡饮料就要另当别论了，能量很高，对控制体重不利。此外，有些产品打着"减肥咖啡"的旗号，其实并不能发挥减肥作用。个别减肥咖啡产品还违规添加药物西布曲明，减肥者要当心。

与咖啡相仿，茶也是很健康的饮品。经常喝茶有助降低心血管病、糖尿病、阿尔茨海默病（老年痴呆）等疾病风险，改善血脂和尿酸水平。中华预防医学会《中国健康生活方式预防心血管代谢疾病指南》就建议人们养成喝茶习惯，尤其推荐绿茶。茶叶中有益健康的成分主要是茶多酚、茶氨酸等，喝茶几乎不增加能量摄入，因而不会让人发胖，但奶茶例外。奶茶加糖又加奶，能量通常是很多的。

值得注意的是，喝茶会让人饿得更快。因为茶叶含有咖啡因、茶碱和可可碱等复杂成分，能显著刺激胃酸分泌，促进胃动力，帮助食物消化，消除油腻感，所以有人说喝茶减肥，但这其实是"错觉"。饮食摄入的能量（碳水化合物、脂肪和蛋白质等）不会因为喝茶而跑掉，喝茶也不会使体内脂肪分解，因此不能靠喝茶减肥。

益生菌和益生元

已经有很多研究表明，肠道菌群与肥胖的关系是十分密切的。其中，最具戏剧性的一个研究是，上海交通大学微生物学教授赵立平2012年首次在一个体重达175千克的26岁男性肠道内发现导致他肥胖的"阴沟肠杆菌B29"（占总量的35%），清除该种菌株后，23周时该男子的体重下降了51.4千克。与此同时，该男子此前较高的血糖、血脂、血压等代谢指标全部缓解。《自然》[1]杂志2006年发表一项研究，研究人员把胖人的粪便（肠道菌群）移植给小鼠，小鼠就会变胖；把瘦人的粪便（肠道菌群）移植给小鼠，小鼠就会变瘦。2019年，《科学》[2]杂志

---

❶《自然》，*Nature*，作者为LeyR. E等，2006年出版。
❷《科学》，*Science*，作者为Charisse Petersen等，2019年出版。

发表的一项研究发现，实验小鼠肠道内的大量梭状芽孢杆菌可以防止小鼠变胖。

　　类似的通过调节肠道菌群而实现减肥的研究举不胜举，看起来通过补充益生菌调节肠道菌群来减肥是顺理成章的事。但因为肠道菌群实在太复杂了，目前关于到底服用哪种特定菌株的益生菌能减肥，并没有得出一致性结论。市面上声称可以用于减肥的益生菌产品有很多，很难评价其好坏优劣。不过，根据《中国超重/肥胖医学营养治疗指南（2021）》的建议，饮食减重时可以考虑配合服用益生菌。除益生菌外，配合服用特定益生元，如菊粉和低聚果糖，也有助于减重和改善代谢指标。

亚麻籽粉、奇亚籽粉和魔芋制品

　　亚麻，又称胡麻，是一年或多年生草本植物，在我国北方甘肃、陕西、河北、内蒙古、山西、宁夏、黑龙江等地种植。亚麻籽既可以用于榨油，生产亚麻油，也可以烤熟磨成亚麻籽粉。亚麻籽粉营养价值较高，含大量膳食纤维，含量为25%；脂肪和蛋白质含量也不低，分别为40%和20%。因而具有超强的饱腹感，加之几乎不含淀粉或糖，难怪被视为减肥食品。亚麻籽脂肪中，亚麻酸比例超过50%，亚麻酸是ω-3型多不饱和脂肪酸，是一种必需脂肪酸，在体内可转化为DHA等。亚麻籽还含有2%左右的木酚素，木酚素是一种植物雌激素，还具有抗氧化作用，且在其他食物中含量较少。

亚麻籽粉味道清淡，可以混入牛奶、酸奶、米粥、蔬菜沙拉中食用，直接冲温水调成糊糊亦可。还可以和面，制作面包、点心、馒头、饼、包子等。不过，严格地说，亚麻籽粉本身并不具有减肥作用，用它来代替一部分主食才能起到减肥效果。实际上，亚麻籽粉是减肥代餐食品常用的原料之一。

奇亚籽是芡欧鼠尾草的种子，原产于墨西哥和危地马拉，外形有点像芝麻，颜色从白色、棕色到黑色都有，味道比较淡，可以加到各种食物中。奇亚籽的营养特点与亚麻籽相仿，含膳食纤维比亚麻籽更多，含量为34%；脂肪含量为31%，其中亚麻酸比例高达70%；蛋白质含量为17%，且质量较高，还含有钙和抗氧化成分等。奇亚籽的营养价值很高，饱腹感很强，也经常被当作减肥食品，用来代替一部分主食。

魔芋粉也是减肥代餐食品常用的原料之一。但市面上直接出售的魔芋粉并不常见，常见的是魔芋丝、魔芋结、魔芋块、魔芋豆腐等，可以炒、炖、煮、煲汤、涮火锅以及凉拌等。魔芋又称蒟蒻，中国早在两千多年前就开始栽培魔芋了，食用历史很悠久。魔芋地下块茎扁圆形，宛如大个儿荸荠。魔芋制品的主要成分是一种称为"葡甘露聚糖"的可溶性膳食纤维，又称魔芋胶，因其遇水后可形成凝胶状。该物质吸水性强，黏度大，膨胀率高，在胃中可膨胀数十倍，产生饱腹感。加之魔芋制品几乎不含淀粉、糖、脂肪，蛋白质含量也很少，没什么能量，因此能减少能量摄入，有助减肥。

营养素补充剂

营养素补充剂是指各种维生素（如维生素A、维生素D、维生素E、维生素C、维生素B_1、维生素B_2、维生素B_{12}、叶酸等）、矿物质（如铁、钙、锌、硒等）、膳食纤维（如大豆膳食纤维、谷物纤维、抗性淀粉或抗性糊精、菊粉等），有时也包括蛋白粉、鱼油、左旋肉碱、辅酶Q_{10}、褪黑素等。它们的主要用途是补充日常膳食之不足。也就是说，在日常饮食搭配不尽理想、有可能出现某种或某几种营养素缺乏的情况下，可以服用营养素补充剂来弥补。

减重饮食的总能量较低，食物摄入量减少，食物品种受限，容易出现一些营养素缺乏。营养素缺乏一方面会影响身体健康，出现便秘、口腔溃疡、掉头发、贫血、骨质疏松等常见的减肥不良反应；另一方面也会影响减重效果，毕竟B族维生素、左旋肉碱、辅酶Q_{10}等营养素直接与能量代谢有关。研究表明，低能量摄入或不均衡饮食时服用营养素补充剂，有助强化减重效果。

3

肥胖的"行为疗法"：好习惯和坏习惯

俗话说，一口吃不成胖子。即使是那些高糖高脂的食物，偶尔吃一次并不会让你发胖。减重也一样，偶尔绝食一天也不会让你变瘦。但人总是一口一口地吃胖或变瘦，发胖和减重都需要时间养成习惯。有些习惯让人发胖，有些习惯让人变瘦，日复一日的习惯，其力量无声无息、不易察觉，但强大无比。靠纠正坏习惯、养成好习惯来达到减重目的，这在专业上叫肥胖的"行为疗法"。接下来简单讨论一下哪些行为习惯有助减重。

分餐是个好习惯

分餐是相对合餐而言的。合餐是指菜肴放在一起，就餐者你一筷子我一口，想吃哪个吃哪个。从食品卫生的角度，合餐不利于减少疾病传播，现在很多饭店都准备公筷公勺，让就餐者把菜肴拿到自己盘子/碗里再吃，这就有点分餐的意思了。但这里说的分餐要彻底得多，是指把烹制好的菜肴一一分装到不同就餐者的盘子里，各吃各的，就像很多人在食堂就餐时用餐盘或餐盒一样。适度低碳水饮食推荐减重者即使在家里进餐也要分餐，使用专门的四格分餐盘（如图）。除了讲卫生、减少疾病传播之外，使用四格分餐盘还有助于控制食物总量和营养搭配，从而有助于减重。

四格分餐盘有四个不同的分格，可以在每个格子里装上不同种类的食物。

○ 第一个格子装主食，主食要少一点，且粗细搭配。

○ 第二个格子装蛋白质食物，即鱼虾、肉类、蛋类或大豆制品等富含蛋白质的菜肴。

○ 第三个格子装蔬菜，推荐绿色、黄色和红色等深颜色蔬菜。

○ 第四个格子装蔬菜或专门帮助减重的食材，比如高膳食纤维食物、脱脂奶类、水果和营养补充剂等。

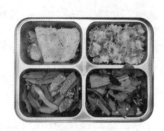

值得注意的是，分餐（使用分餐盘）并不意味着减重者进餐一定要单独烹制，不能与家人吃一样的食物。把全家食物都烹制好，然后分装在各自的分餐盘中，控制食物总量和营养搭配，这对减重者和家人都是有益的。

可能有些人不太习惯在家庭就餐时使用分餐盘，觉得一家人还分餐未免有点生分或见外，但分餐其实是中华饮食文化传统，在商、周、秦、隋、唐、宋、明时期，分餐都是主流的进餐形式。最关键的是，分餐可以控制食物总量和营养搭配，而这正是健康减重的关键所在。

🗑 不要打扫剩菜剩饭

有的人已经差不多吃饱了，但还要把剩下的那一点儿饭菜吃完。尤其是在家庭就餐时，这种勉强打扫剩菜剩饭的情形是比较常见的。但打扫剩菜剩饭是容易让人发胖的习惯。有研究表明，如果每天多吃一口剩饭，即多摄入38.5千卡，那么1年下来体重就要增加1.5千克，10年下来体重约增加15千克。15千克足以使一个体重正常的人变成一个标准的胖子。因此，不要勉强吃掉剩饭剩菜，尤其是体重已经超标的人。使用分餐盘就可以避免打扫剩菜剩饭，分不完剩下的饭菜收起来放冰箱留待下一顿吃掉。当然，最好的做法是少做一些，定量分餐食用，不要剩下。

🍱 每餐都要有粗杂粮和蔬菜

﹀少吃一些主食可以减少能量摄入，有助于控制体重。但如果主食仍然以白米饭、白粥、白馒头、白面条、白面包等精制谷物为主，那效果还是差一些。必须用粗杂粮或全谷物代替大部分精制谷物才能减重，主食要以杂粮米饭、糙米饭、全麦馒头、杂豆粥、小米粥、燕麦片、荞麦面条、玉米饼等为主，争取每餐的主食都有粗粮，就像每餐都有蔬菜一样。粗杂粮主食富含膳食纤维，有更强的饱腹感，更顶饿，少吃一些就能饱，且消化吸收比较慢，餐后血糖负荷较低，更持久，能减轻饥饿感，减少能量摄入，从而有助于减重。

除了每餐都吃点全谷物或粗杂粮之外，每餐都要吃一些蔬菜，连早餐也不例外。每餐至少有一两种新鲜蔬菜。为了控制体重或减脂，蔬菜的总量要刻意多吃一些。新鲜蔬菜富含膳食纤维、维生素、矿物质和植物化学物，营养价值高，能增加饱腹感，同时能量较低，即使吃很多也不会让人发胖。当然，炒菜时烹调油不能多，烹调油是最容易让人发胖的食物之一。

在外就餐时，蔬菜类菜肴经常是很油腻的，这种炒菜还是少吃为妙，或者用清水涮一下油再吃。另外，土豆、芋头、藕、山药、地瓜等富含淀粉的根茎类应代替部分主食之后才能食用，否则也容易让人发胖。

合理选择零食

很多人随便吃零食，无聊时就想吃东西，这是很容易让人发胖的习惯，尤其是零食种类选择不合理时。为了控制体重或减重，不要吃"四高一低"（高油、高糖、高盐、高添加、低营养价值）的零食，如薯片、薯条、榴莲酥、蛋黄酥、烤肠、火腿肠、冰激凌、甜饮料、奶茶、奶油饼干、夹心饼干、曲奇饼干、糖果、果冻、蛋糕点心、膨化食品等超加工食品。

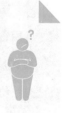

推荐选择蔬菜水果、奶类、大豆类零食，如不加糖酸奶、脱脂牛奶、豆浆、煮毛豆和新鲜水果等。像烤地瓜、煮菱角、煮荸荠、新鲜玉米、芝麻糊、核桃、花生、瓜子等本来还算健康的零食，减重时也不能随便吃，因为它们含很多能量，仅可少量食用。

对减重者来说，鲜榨果汁、果干（如葡萄干、桂圆干、柿饼、干枣、杏干、无花果干、苹果干等）都不是推荐的零食，它们含糖量很高，比如葡萄干含糖量高达80%，其他果干含糖量也大多超过60%。即使是新鲜水果，也不能吃太多，每天不要超过500克，毕竟水果也含有不少的糖。吃零食要尽量安排在两餐之间和饭前，而不是饱餐之后或者晚上睡觉之前。

🗑 定时定量或限时进食

吃饭不定时、不定量很容易让人发胖。早餐有时吃很多有时不吃；工作一忙就推迟进餐；晚上很晚才吃饭；零食随意，想吃就吃；这顿不饿就吃很少甚至不吃，下一顿很饿就吃很多；碰到不爱吃的就吃很少，碰到爱吃的就大吃一顿。这些习惯都会让人摄入更多能量，进而发胖。相反，一日三餐定时定量，养成早餐吃好，午餐吃饱和晚餐吃少的习惯，则有助于控制体重。

当饮食难以做到定时定量，可以限时进食，即每天把进食时间限定在8小时之内，比如早晨7时到下午3时，或中午12时到晚上8时，在这8小时之内可以相对随意进食，其他16小时不吃任何食物（仅可以喝白水、纯咖啡等）。这种每天限定进食时间的做法，又叫"16：8日内断食法"，是近年较流行的一种饮食模式。研究表明，限时进食可以减少总能量摄入，与生物钟配合，改善代谢，调节肠道菌群，进而控制体重。

🍱 细嚼慢咽、倒序进食

进餐速度太快也是一个容易让人发胖的习惯，在胃被填满、大脑发出"饱"这个信号之前，吃饭快的人可能已经吃掉太多食物了。进餐慢一点儿，慢慢享用食物而不是急于塞满胃肠，细嚼慢咽（每口饭菜咀嚼20~40次），让大脑来得及发出饱的信号，避免进食过多。注意，放慢进餐速度时要把注意力集中在食物上，不能边吃饭边玩手机、打游戏，因为分散注意力会让你不知不觉吃更多。一项来自日本的研究表明，吃饭快与体重增加、高血压、高脂血症、高血糖和腰围增大相关。

很多人不知道，不但吃什么食物影响体重，而且进食的先后顺序也影响体重。大多数人的进餐顺序是先从米饭、馒头等主食开始，搭配蔬菜或肉蛋类菜肴，但这种进餐顺序对体重和餐后血糖并不友好。

有助控制体重的进餐顺序是，先吃一些蔬菜，再吃一些鱼肉蛋等蛋白质食物，最后开始吃主食，一口饭一口菜地吃。餐前先饮水或喝汤也有助减重。

吃七八分饱，晚餐尤其要吃少

不自觉地吃太饱，甚至吃到撑才停止进食，是最容易让人发胖的习惯之一。为了控制体重或减重，一定要养成每餐只吃七八分饱的习惯。七分饱或八分饱到底是什么样的感觉呢？"七成饱"时，胃里面还没觉得满，但对食物的渴望已经下降，进食速度也放慢，但还习惯性地想再吃一些。此时如果撤走食物，换个话题或场景，会忘记吃东西。简而言之，"七成饱"是可吃可不吃的状态，想吃还能吃得下，如果不吃也不觉得饿，而且在下一餐之前不会提前饿。"八成饱"时，胃里面感觉到满了，但是再吃几口也不痛苦，还挺舒服。

不论七成饱，还是八成饱，那些习惯吃很饱的人此时会觉得"还没饱"。对这些人而言，在"彻底吃饱"之前停止进食，就是七分饱或八分饱。"彻底吃饱"是指胃里面胀满，已经吃不下了，或者还能勉强吃进去几口，但觉得不舒服了。

饿了想吃东西，吃饱了就停止进食。这本来是动物的本能，天生具备。但人的饱感受很多因素影响，一方面是长期的习惯，另一方面边吃饭边交谈、看电视、刷手机、想事情等会分散注意力，吃饱了都不知道，不到彻底吃饱，甚至吃到"撑"的程度就停不下来，导致进食过量。尤其是晚餐，时间宽松，心情放松，家人相聚或社交活动多，食物丰盛，不知不觉就会饮食过量。

晚餐对身体健康影响的确更大。近年已有多个研究表明，晚餐不吃太晚和太多，有助于控制体重和改善代谢。还出现了一些"过午不食""不吃晚餐"之类的减重方法。总体而言，晚餐要吃少这个由来已久的说法是很有道理的。这里所谓"吃少"并不是指食物种类少或是单纯进食量减少，而是要少吃能量，也就是少吃一些含脂肪和碳水化合物较多的食物，比如精制谷物、油炸食品、油腻菜肴、高糖高脂食物等。减重时晚餐仍可以吃一些全谷物或粗杂粮主食（如杂粮粥、荞麦面等）、新鲜蔬菜水果和蛋白质食物（鱼虾、大豆制品或蛋类）等。

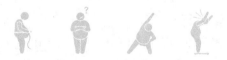

⊡ 定期整理冰箱，利用好它

打开冰箱看一看，能看出一个家庭的饮食或生活状态。很多家庭的冰箱一股脑地塞满了各种食物，而且是无序存放，乱七八糟的，体现了饮食和生活的无序状态。少数家庭冰箱里空空如也，就好像还没怎么用过，这并不代表生活整洁，反而说明饮食很糟糕，主人并没有准备食材，要么经常在外面就餐或点外卖，要么就很简单地凑合吃一口。为了管理体重或减重，这两种冰箱状态显然是不行的，要养成定期整理冰箱的习惯，并善于利用冰箱备餐。

食物要先处理再放入冰箱，该分装的要分装，该去皮的要去皮，带土的要抖落泥土，枯黄或受伤腐烂的叶子要摘掉，简单密封一下再放入冰箱。剩饭剩菜尤其要用专门的保鲜盒或保鲜袋存放。各类食物放在冰箱什么位置也有讲究，大致来说，熟的食物放在最上边，生的食物放在下面。冷藏室最上层可以放奶制品，中间层可以放一些剩菜或熟食，下层可以放一些生的蔬菜、水果。大豆制品和海鲜等容易变质的食物要放在冰箱下层深处，或者保鲜抽屉当中，这里的温度最低。而冰箱门上可以放鸡蛋、葱蒜、酱汁调味品等，频繁拿取比较方便。冷冻室上层可以放需要长时间储存的馒头、速冻水饺之类，中层和下层放肉类和鱼虾等。冰箱不要塞得太满，以免影响制冷效果。

> 冰箱不是保险箱，不同的食物在冰箱里都有其"安全期限"。比如剩菜冷藏可以放1天，剩饭冷藏可以放2天，时间过长容易使致病菌超标，还会产生有害物质。

另外，冰箱本身也要定期擦掉冷藏室表面凝结的水珠，清理隔板上洒落的残渣等。总之，冰箱要定期清理，把该吃的食物吃掉，过期的食物扔掉，没有过期但不适合减重者食用的食物（如甜点、果酱、油炸食品、冰激凌等）送给别人。

利用冰箱备餐是实现营养配餐的捷径。比如，做红豆米饭、燕麦米饭等杂粮米饭时需要提前浸泡很长时间，发面做全麦馒头、包子、饺子等也很费时间，可以一次性多做一些，然后分装放冰箱冷藏（3天内）或冷冻（更久），吃的时候拿出来热一下。做好的酱牛肉、烧排骨、卤鸡腿等荤菜也可以如法炮制。早晨时间太紧张来不及准备早饭，那就提前一天晚上处理好（切配、焯水等）食材后放冰箱存放，以节省早晨备餐时间。木耳泡发好之后，可放冰箱冷藏2天。

购买加工食品必看食品标签

这里说的看食品标签是指配料表、营养成分表、营养声称等与营养有关的标签信息。这些信息是了解某种加工食品的营养价值，以及它是否适合减重者食用的依据。

配料表也称为"配料""原料"或"原料与辅料"等，一般标注在标签正面醒目位置。根据我国相关标准的要求，各种配料要以加入量比例由多到少（递减顺序）排列。也就是说，排在第一位的加入量最多，排在第二位的加入量第二多，以此类推。但加入量小于2%的原料（多数是指食品添加剂）可以例外，不必再遵循递减顺序，一一列出即可。

从管理体重或减重的角度，消费者应重点关注配料表中的各种糖类，如白砂糖、葡萄糖、麦芽糖（饴糖）、果葡糖浆、麦芽糖浆、糊精、淀粉等，以及各种油脂，如植物油、精炼植物油、氢化植物油、植物起酥油、植物黄油（奶油）、棕榈油、椰子油等。当这些成分在配料表中排位靠前时，该食品就属于高糖、高油食品，不利于控制体重。

!

值得注意的是，有些无糖或低糖食品会使用甜味剂，如木糖醇、麦芽糖醇、山梨糖醇、赤藓糖醇、三氯蔗糖、甜蜜素、糖精（钠）、安赛蜜、甜菊糖苷、罗汉果甜苷等，虽然这些甜味剂本身能量较少，但可能会诱导你吃更多食物能量。

食品标签上的营养成分表能提供更准确的信息。一个标准的营养成分表包括能量、蛋白质、脂肪、碳水化合物和钠共计5项。有些食品还会标注糖、反式脂肪酸、膳食纤维、维生素和矿物质等营养成分的含量。

从管理体重或减重的角度，最应该关注的是"能量"一项。如果一种加工食品每100克能量含量超过1680千焦（400千卡），那么该食品就属于"高能量食品"，对体重压力较大，减重者只能少吃或不吃。下面表格是某饼干的营养成分表，100克饼干含能量2031千焦（483千卡），它就是典型的高能量食品。如果一定要吃的话，就只能用它替换主食，100克这种饼干约相当于150克大米（干重、生重），这差不多是减重者全天的主食量。一般来说，减重全天能量摄入不要超过5880千焦（kJ）或1400千卡（kcal），1kcal≈4.2kJ。

除"能量"一项外，"碳水化合物"和"脂肪"对体重影响也较大，含量太高的也不适合减重时食用。此外，碳水化合物含量高的会影响血糖，脂肪含量高的会影响血脂，钠含量高的会影响血压。

某品牌饼干的营养成分表

项目	每100克（g）含量	营养素参考值%（NRV%）
能量	2031千焦（kJ）	24%
蛋白质	8.0克（g）	13%
脂肪	21.6克（g）	36%
碳水化合物	62.9克（g）	21%
钠	518毫克（mg）	26%

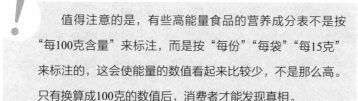

值得注意的是，有些高能量食品的营养成分表不是按"每100克含量"来标注，而是按"每份""每袋""每15克"来标注的，这会使能量的数值看起来比较少，不是那么高。只有换算成100克的数值后，消费者才能发现真相。

有些声称"无蔗糖"的食品很可能添加了果糖、果葡糖浆、糊精等其他糖类，对控制体重并无益处。真正的"无糖食品"是指不额外添加任何糖类，即便如此，也还要看能量含量，只有真的"0糖0卡"没有能量的食物才不影响减重大计。

📠 每天一万步是控制体重的关键措施之一

运动锻炼对管理体重的有效性毋庸置疑。即使不能开展专门的、规律性的运动项目，也要多走路、多活动，保持一定程度的运动，避免久坐、静坐不动的生活方式。如果一个人不能动起来，那么就很难减重，减重之后也很容易反弹。

对于减重者而言，最好能坚持规律性的有氧运动，如跑步、健身操、打球、骑车等，每周运动5天，每天1小时。再加上每周两三次的力量练习就更好了，如哑铃、拉力带、器械训练、俯卧撑、平板支撑、搬东西、拎重物、背包、爬楼梯等。

如果做不到这些，最低要求是每天完成一万步，以手机软件或智能手表的记录为准即可。这一万步是每天活动的累积，还可以平均计算。假如今天不到一万步，那么明天可以多走一些补回来，平均每天达到一万步也可以。对于没有运动习惯的人而言，每天想办法让自己的步数达到一万步，比如上下班走一走，利用午休时间出去转一转，工作允许时走来走去，陪孩子玩耍，等等。每天累积一万步相当于消耗了300千卡能量，这是控制体重的关键措施之一。

🗑 补救体重的习惯

一口吃不成胖子，发胖往往是体重缓慢增加的过程。有些人根本没注意到自己体重在增加，也很少称量体重；还有些人虽然注意到了自己体重在增加，但束手无策。最后胖到一定程度再减重很困难。而有些人则不会这样，他们一发现体重增加或预计体重会增加，就赶紧想办法干预、补救。比如吃一顿大餐之后，下一餐就吃很少，或者用水果代餐一顿；节日连续大餐几次之后，会"断食"一日，断食日只吃少量的蔬菜、水果、奶制品、鸡蛋或代餐类产品，摄入很少的能量；饱餐之后会有意识地出去多走一会儿，或加大原有的运动量，以消耗多摄入的能量；一些有心人甚至在约好大餐的前一天或前一餐就少吃一些食物或增加运动量了。

这种代餐、断食、加量运动的做法听起来也许不太健康，不如规律三餐、平衡饮食好，但在已经吃多的情况下可使日均能量摄入降下来，或使多余的能量消耗掉，从而避免发胖，是非常有效的控制体重的方法。

减重的
基本原理

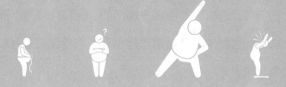

减重不只是减脂肪

减重，即体重减轻或数值下降，是减重者追求的目标，并且经常被默认成脂肪减少。但事实并非如此，减重时几乎不可能是脂肪等单一成分减少，通常是脂肪、水分、蛋白质和糖原等成分的混合减少。换言之，减重时经常既有脂肪组织减少，也有肌肉量减少，还有血液或组织液减少，甚至有内脏（比如肝脏）重量下降。这些组织或器官的重量减轻的比例此多彼少，与不同的减重方法有关。有些减重方法减掉更多脂肪，有些减重方法减掉更多肌肉和水分。与此同时，这些组织或器官的重量减轻也会引起身体功能的变化，有些变化是适应性的，比如基础代谢降低、月经减少、便秘等；有些变化是补偿性的，比如反弹；还有一些变化是病态的，比如免疫力下降、贫血等。这些问题经常伴随减重过程出现，需要在减重时加以解决或避免。

⬚ 正确的体重测量方法

　　所有关心身体健康的家庭应常备电子体重秤，并定期称量、记录各位家庭成员的体重。正确称量体重的做法是，在早晨起床排便之后，吃早餐之前，穿轻薄或极少衣物，称量并记录体重。注意，为了获得准确数据，称量记录体重时最好做到"四同"，即同一时刻（早晨）、同一状态（排便后未进食）、同样的衣物（轻薄或极少）和同一个体重秤。体重稳定的人一两个月称量一次体重即可，需要控制体重的人一般建议每周称量一次，有时还要酌情增加或减少次数。

　　有些人特别在意体重，几乎每天都称量。值得注意的是，连续两天体重相差100～500克是很正常的，不一定是减重或发胖，因为体重会受到进食、排便、出汗（包括隐性排汗）、饮水、激素分泌和药物等因素的影响。如果在一天内不同时刻称量自己的体重，你甚至会发现其数值波动范围可达2.5千克（5斤）！但外表看不出有什么变化。因此，即便是正在减重的人，也不必时刻盯着体重秤。正确的做法是连续测量多日或几周，观察一段时间内体重变化趋势，来评估减重效果。

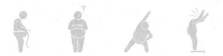

🏷 体重数值波动的原因

让体重在一两天内明显增加的常见原因有以下几种。

① 吃太咸，导致饮水量增加，而排尿增加没有那么快，体内有多余的水分潴留。

② 饮食总量太多，哪怕是低能量的蔬菜，在彻底排便之前都是体重的一部分。如果吃一顿大餐那就更可想而知了。

③ 吃得甜或高碳水饮食，促进糖原合成与储存（1克糖原储存时需要结合3～4克水）。

④ 女性月经周期中的激素变化使身体内水分增加。

⑤ 运动之后马上称体重肯定是下降的，但高强度运动后的几天体重反而很可能上涨。

这些情况均不涉及体内脂肪的增减，也就是与减重或发胖无关。

如果发现体重在短期内明显下降（比如一个月就减了好几斤），除非你正在执行某种减重方案，否则就要引起警惕，这有可能是糖尿病、癌症、甲亢等疾病的信号。当然，疾病因素导致的体重下降一般会伴随其他症状，比如糖尿病有多饮、多食、多尿等。这种情况要及早去医院诊治，而不要认为是"自动"减重了。

不论如何，要想控制体重或减重，经常地、定期地称量体重是非常必要的。可以及时发现体重增加或反弹，发现体重小幅增加后，首先要反思最近饮食情况，是不是外出就餐增多，或每逢佳节胖三斤？然后赶紧想办法干预、补救，比如马上减少进食量、增加运动量等，甚至在预计体重会增加（比如吃了一顿大餐）时就想办法补救了，从而避免胖到一定程度后再想办法。

减重减的是什么

　　减重时，我们希望减掉的是脂肪，而不是水分、肌肉或其他成分，但这是很难的。只减脂肪不减其他成分几乎是不可能的，体重减轻往往是水分、蛋白质（肌肉）、糖原和脂肪四种成分混合减少所致。

🏋 水分

　　构成人体重量比例最大的成分是水。男性体重的60%是水分，女性体重的55%是水分。在体内，水分是无处不在的，血液、组织液、消化液、尿液……无不以水分为主要成分，这不但是生命代谢的需要，也是免疫力、体力和精力的基本保障。

体内水分含量很容易发生变化，并引起体重的波动。喝一大杯水之后，体内水分就增加了，体重也会增加一杯水的重量；上个厕所排尿，体重就会减少一泡尿的重量。运动会导致水分流失，且远远多于汗水的重量，因为还有一些水分是"不显汗"蒸发掉的。腹泻或排便增加也会带走很多水分，导致体重快速减轻。很多快速减重方法就利用这一点，声称一星期减七八斤。但是，靠排泄水分来快速减轻体重不是好主意。姑且不说减掉的水分让你口渴喝水，很容易补充回来。体内水分减少，专业说法是身体"水合"能力下降，会损害人体免疫力、精力和运动能量。

🏋 肌肉

这里说的肌肉是指瘦肉，而不是肥肉。肌肉和肥肉完全不同，前者主要成分是水分、蛋白质、糖原和少量脂肪，后者主要成分是脂肪。肌肉密度更大，同样重量时肌肉的体积远远小于脂肪。所以肌肉多会让身体紧实，脂肪多则让身材臃肿。除了外观不同，肌肉和脂肪对身体健康的影响也完全不同，过多的脂肪危害健康，增加患心脑血管疾病、糖尿病和癌症的风险。而肌肉则相反，对健康有益无害，可谓多多益善。更重要的是，肌肉还提高基础代谢，对减重有很大帮助。

　　肌肉是构成身体的主要成分之一，不但含量多，而且构成肌肉的水分、蛋白质和糖原三种成分都较容易增加或减少，从而明显影响体重。因此，肌肉是评估减重效果最大的混杂因素。有时候很快减重主要是肌肉减少而不是脂肪减少（减重而不减脂），有时候体重没有减轻是因为肌肉增加抵消了脂肪减少的重量（减脂增肌）。好的减重方法应该多减脂肪，少减或不减肌肉。

　　在饮食减少身体处于饥饿状态时，肌肉蛋白质会分解为氨基酸，氨基酸在肝脏变成糖，这个过程在生物化学上叫"糖异生"。如果连续禁食饥饿几天，每天大约有200克蛋白质分解，通过糖异生变成葡萄糖消耗掉，同时会带走几百克水分。几天之内肌肉重量就会减少好几千克，导致体重快速减轻。相反，在摄入高蛋白饮食后几小时，肌肉蛋白质合成增加，并伴随水分增加，体重很快增加。运动，尤其是力量训练可以在几天之内让肌肉蛋白质合成明显增加，从而让体重增加。特别是那些之前很少运动的人，在开始运动的一段时间内，肌肉增加很快，会抵消运动消耗脂肪导致的体重减轻，从而使总体重不变，甚至略有增加。这种运动初期体重不降反增的现象既常见又令人困惑。不过，在大多数情况下肌肉增加是有限的，随着运动和减重方案的继续进行，脂肪减少终将占上风，体重会下降。

肌肉中的糖原也可以快速增加或减少。像蛋白质一样，糖原也是一种大分子物质，在肌肉和肝脏内合成。在正常饱餐后糖原开始合成，在饥饿时糖原分解为葡萄糖氧化供能。肌肉中含有180~300克糖原，停止进餐约20小时后，这些糖原基本就分解消耗殆尽，并带走几百克的水分，使体重明显减轻。

有意思的是，在不运动锻炼的情况下，一个人体内有多少肌肉主要取决于遗传。有的人天生是瘦肉型的，肌肉比较多，而另外一些人的肌肉比较少。肌肉是"用则生，不用则退"，不管是谁，不论遗传如何，运动锻炼或体力劳动都会让肌肉纤维变粗，肌肉重量增加或力量增强。饮食也发挥一定作用，食谱中缺乏鱼肉蛋奶等优质蛋白的人，肌肉会比较少；高蛋白饮食有助于增加肌肉量，这一点对节食减重的人尤为重要。在高蛋白饮食的配合下，某些专门的、专业的力量训练还可以锻炼出健美运动员的肌肉效果。

脂肪

与肌肉不同，体内脂肪总是堆积容易减掉难。每次进餐之后，体内脂肪都会增加一些，其中部分来自饮食中的脂肪消化吸收，更多来自饮食中的淀粉、糖类消化吸收后在肝脏转化。

可以说，每一次摄入富含脂肪或碳水化合物的食物，都是对体内脂肪高效率的补充，在几小时就可以完成。

然而，要把体内脂肪消耗掉就没那么容易了。有一个常用词是"脂肪燃烧"，听起来像放一把火那么简单，但脂肪"燃烧"过程非常缓慢。储存在皮下或内脏周围的脂肪必须先经过一个叫"脂肪动员"的过程，才能由血液运输到肌肉、内脏等能消耗脂肪的器官。在这些器官的细胞中，脂肪（酸）再经过复杂的过程被氧化成二氧化碳和水，并释放能量供机体利用。

脂肪消耗的整个过程有两大特点。

第一个是需要时间和空间，故比较慢。即使在运动，全身能量消耗都被调动起来的时候，脂肪也还是先"动员"再"燃烧"，其速度远远落后于糖代谢，一般要等运动开始大约20分钟（具体时间长短取决于运动方式和强度）后，脂肪氧化供能才姗姗来迟。因为慢是脂肪消耗的特点，所以减脂的过程通常也是慢的，不会让体重快速减轻。

第二个是需要糖类"帮忙"，如果没有糖类帮忙，脂肪就不会直接彻底"燃烧"成二氧化碳和水，而是"半路开小差"代谢成另外一种物质——酮体。酮体会在血液或尿液中出现，叫作"酮血症"或"酮尿症"，对健康均有不利影响。现在有人专门利用缺糖时脂肪代谢"开小差"这一特点，搞成"生酮饮食"来减重，该饮食的要点是不允许吃糖类或碳水化合物，而是吃很多脂肪，让体内脂肪集体"开小差"变成酮体。这时体重减轻会变快，但会有较多的不良反应，比如血液变酸、皮疹、口腔异味等。

不过，话又说回来，脂肪消耗虽然来得慢，但一般不会缺席。即使你不想减重，每天也会有不少脂肪被动员出来氧化供能，包括心脏在内的很多器官，似乎特别喜欢消耗脂肪，而不是消耗葡萄糖。因此当节食或运动时，体内脂肪一定会被动员，一定会有所减少，并导致体重减轻。

肝脏

如果我说减重时人肝脏的重量也会减轻，你会不会很吃惊？这听起来有点不可思议，但肝脏重量的确很容易减轻。这主要是因为饥饿时肝糖原分解变成血糖输出给肌肉或其他器官代谢。饱餐后肝糖原总量可达75～100克，约占肝脏重量的5%，饥饿时糖原可以完全分解，并伴随几倍重量的水分流失，肝脏总重量可以减轻250克左右。

另一方面，饥饿时肝脏合成的蛋白质减少，也会导致肝脏重量减轻。减轻的具体重量很难估计，但特别值得重视的是，减少合成的蛋白质包括一些重要的活性蛋白、免疫蛋白等，从而降低人体活力和免疫力，这也是减重常见的副作用之一。如果是脂肪肝患者，减重后肝脏中的脂肪也会减少，或逆转脂肪肝，这也是体重下降的一部分。

不只肝脏，胰腺、胃肠道和骨骼等器官的重量也会在减重时减轻，但一般不明显，除非是较严重的营养不良（比如厌食症）或老年人骨质疏松症。

总而言之，体内水分增减极其容易，而且幅度可以很大；肌肉增减也比较容易，但幅度有限；脂肪增减，尤其是减少比较难，幅度可大可小。如果"减脂"专门指减少脂肪，那么"减重"则指脂肪、肌肉、水分和糖原等一起减少。前者是人们的美好愿望，后者更接近科学事实。不同的减重方式，水分减少、肌肉减少和脂肪减少的比例是不同的，因而产生不同的减重效果，以及伴随不同的不良反应。一般地，减重速度越快，则脂肪减少比例越低，不良反应越多。减重时，最好能通过测量体脂率和肌肉比例、水分比例等进行监测，评估可能出现的不良反应。

减重会有哪些不良反应

因为人体是高度复杂、协调和统一的整体，所以减重引起的身体成分变化势必进一步引起适应性或补偿性反应，有时还会出现健康问题。

常见不良反应：与体内蛋白质流失相关的有体力下降、疲乏、免疫力下降（经常感冒）、掉头发、月经减少或闭经、肌肉松弛等；与碳水化合物摄入或糖异生不足相关的有饥饿感、低血糖反应等；与维生素矿物质缺乏相关的有口腔溃疡、贫血等；与膳食纤维不足或进食量很少相关的是便秘；与原有疾病相关的有痛风发作（原本就有高尿酸血症）、肠道不适（原本就有胃炎或胃溃疡）和失眠焦虑（原本就有神经心理问题）等。

这些不良反应因人而异、因减重方法而异，但或多或少、或轻或重总会出现，很难绝对避免。因此，好的减重方法并不是没有一点不良反应，而是能在有效减重的同时，把不良反应控制在可以接受的范围内。

⚖ 饥饿感

限制饮食之后饥饿感增强是普遍存在的现象，饥饿促使人们产生强烈的进食欲望，这通常被认为是导致减重失败的主要原因，毕竟饿了吃饭是人类本能。但饥饿并不一定意味着能量或营养摄入不足，否则就无法解释为什么肥胖的人更容易感到饥饿。实际上，饥饿感受到很多因素的影响，比如工作太忙或专注做某事会让人忘记饥饿。但一般来说，饥饿感主要由三方面因素决定：

> 一是饮食减少后饱腹感不足，即胃肠充盈程度不够，饥肠辘辘。

此时只要把胃填满，哪怕是用蔬菜等含很少能量的食物，饥饿感也会缓解。甚至多喝一些水也能"顶"一会儿。减重饮食经常推荐摄入较多膳食纤维（如蔬菜、全谷物/粗杂粮、豆类等），膳食纤维在胃内吸水膨胀，饱腹感较强，但其本身提供不了多少能量，穿肠而过。很多减肥代餐产品以魔芋粉、菊粉、抗性淀粉等膳食纤维类物质为主要成分，原理就在于此。

二是血糖水平下降刺激脑中的摄食中枢，产生强烈的食欲。

这种饥饿被称为"深度饥饿"，不能通过摄入膳食纤维（比如吃很多蔬菜）或喝水来解决，必须摄入能使血糖升高的食物才能缓解，比如主食、甜食、零食等。人们在用蔬菜填满胃口，或摄入高膳食纤维的代餐奶昔之后，用不了多久就会觉得饿，胃口胀满但觉得饿，原因就是血糖水平没升上来。因此，减重饮食中包含一些消化较慢（低GI）、维持血糖时间较久的碳水化合物（比如全谷物/粗杂粮）是非常必要的。一些减肥药也是通过抑制摄食中枢来降低食欲，让人减少进食。

三是心理性或习惯性的进食欲，也被称为"心理性饥饿"。

其实质是人们对突然开始的饮食限制/减少不适应，下意识地对抗，其程度因人而异。缓解"心理性饥饿"，首先要强化意识，自觉自愿减重，发挥主观能动性，淡定放松，不急不躁。这也是为什么被家人强制要求减重的人一定会失败的原因，他们自己减重意识不强，主观能动性不够，怕饿，越怕饿就越觉得饿，终会无法忍受。而那些减重意志坚定的人，会利用心理暗示，接纳饥饿，既然饥饿是减重在所难免的，那么饿一点也没什么大不了的，结果反倒不会有那么强烈的饥饿感。

此外，远离美食诱惑，避免条件反射，分散注意力，都可以减轻饥饿感。而喝茶或咖啡，吃辣、酸、咸等刺激性食物等，则会加重饥饿感。

🔲 低血糖

大脑工作时主要以血液提供的葡萄糖（血糖）为能源，所以血糖水平降低时大脑会受到明显影响。典型的低血糖症状为头晕、面色苍白、心悸、出汗、颤抖和饥饿感等，这些症状称为低血糖反应。血糖水平越低，或血糖下降速度越快，则症状越严重。年轻人或身体素质好的人对低血糖的耐受能力强，症状较轻。

〔实际上〕

在出现典型的低血糖反应之前，大脑的工作状态就会受到血糖降低的影响，表现为注意力不集中、频繁口误、记忆力下降或情绪沮丧等不那么明显的问题。

血糖≤2.8毫摩尔每升（mmol/L）为低血糖（非糖尿病患者）。但在实践中常常不能及时检测血糖，所以只能根据这些症状来判断。

低血糖反应有时在15～20分钟可自行缓解，但一般建议低血糖发作时，应立即停止工作，休息，进食10～15克糖（糖水、饮料、水果或饼干、面包、馒头等富含淀粉的食物）即可缓解症状。如果15分钟后症状仍没有缓解，那就再进食10～15克糖。如果症状仍不缓解，应尽快就医。需要注意的是，低血糖发作时，不要吃很多甜食、糖果或高淀粉食物，避免进一步刺激胰岛分泌胰岛素。另外，低血糖时喝奶或豆浆、吃鸡蛋或肉类等蛋白质食物通常无效或效果很差。

偶尔发作一两次的低血糖反应一般不会对脑细胞造成实质损害，但频繁发作或过于严重的低血糖会使脑细胞受到严重不可逆伤害。另外，频繁发作的低血糖对心血管系统也有明显损害，如心律不齐、心肌缺血等。低血糖影响驾驶能力，使意外伤害增加。因此，在日常生活中或减重时要注意防止低血糖。进餐要定时定量，每餐要有一定量的、消化较慢的、低GI的碳水化合物类食物，如全谷物/粗杂粮、薯类或南瓜、胡萝卜、藕等蔬菜。运动量较大时要提前增加碳水化合物摄入，避免空腹进行高强度运动。酒精能直接导致低血糖，应避免酗酒和空腹饮酒。另外，有研究表明，有氧运动能加快脂肪动员，有助于避免低血糖。有过挨饿的经验，或者反复锻炼，可以提高糖异生能力，也有助于避免低血糖。

总之，减少每日总能量摄入（节食或变相节食）是减重的需要，但如果总能量摄入太少，尤其是碳水化合物摄入太少，则容易发生急性低血糖，尤其是在减重初期，一定要注意避免低血糖。

🔲 免疫力下降

饮食减少或不平衡、体重下降时，除了肌肉蛋白质发生不同程度的分解、流失之外，免疫蛋白也会有所流失，从而使人体免疫力出现不同程度的降低。常见的表现是容易感冒或其他上呼吸道感染。

普通感冒其实是由鼻病毒、腺病毒等引起的感染，症状较轻，以打喷嚏、流鼻涕、鼻塞、咳嗽和咽痛等为主，大部分患者不发热或仅有低热（但感冒严重者会出现发热、头痛或全身痛）。与普通感冒不同，流行性感冒（简称流感）是由流感病毒引起的急性呼吸道传染病，症状较重，以发热、头痛、肌痛和全身不适起病，常有高热、畏寒、寒战、咽喉痛、干咳、乏力等，也可有鼻塞、流涕、眼结膜充血等，还有少数患者症状轻微或无症状。因为引起普通感冒或流感的病毒都是环境中比较常见的病毒，所以普通感冒和流感的发生都与自身免疫力降低有很大关系。此外，过敏性鼻炎、鼻窦炎、咽炎、疱疹性咽峡炎、带状疱疹等常见病的发生均与免疫力较低有关。

减重期间一定要注意保护免疫力，主要措施是摄入充足的优质蛋白，即奶类、蛋类、鱼虾、肉类和大豆制品等，以促进免疫蛋白和肌肉蛋白合成。当饮食中这些优质蛋白食物不足时，应额外补充蛋白粉（如乳清蛋白粉）。同时，要摄入全谷物/粗杂粮、新鲜蔬菜水果等，以增加维生素和矿物质摄入。当饮食不够平衡时，要额外补充复合维生素和矿物质（应包括但不限于维生素A、B族维生素、维生素C、维生素D和铁、锌、硒等）。除饮食和营养素补充之外，多喝水（每天2000毫升以上，包括茶、咖啡、汤等）、运动锻炼（已经感冒时要休息）、保证睡眠和规律作息等健康生活方式也有助于提高免疫力。肠道菌群平衡也是免疫力的重要保障，减重期间补充益生菌有助肠道菌群平衡。

除了保护、提高身体免疫力之外，减重期间还应注意保持良好的个人卫生习惯，加强自身防护，避免接触或感染病毒。勤洗手、保持环境清洁和通风，在流感流行季节尽量减少到人群密集场所活动频率，避免接触呼吸道感染患者；咳嗽或打喷嚏时，用上臂或纸巾、毛巾等遮住口鼻，咳嗽或打喷嚏后洗手，尽量避免触摸眼睛、鼻或口；出现流感样症状应当注意休息及自我隔离，前往公共场所或就医过程中需戴口罩。

🗂 便秘

便秘是减重时最容易出现的问题之一，原因很明显，"吃的少了，排的更少了"。饮食摄入减少，对胃肠蠕动刺激弱；膳食纤维摄入不足，粪团体积变小。在节食或变相节食时，胃肠道的适应性反应是蠕动减弱，让食物在胃肠道内停留时间更长，消化吸收更彻底。另外，维生素B_1摄入不足，也抑制肠蠕动，导致便秘。精神紧张和心理压力加重便秘。

为了防治便秘，减重期间要专门增加膳食纤维摄入，主要从三方面入手。

一是

以全谷物/粗杂粮为主食，如燕麦、荞麦、玉米、高粱米、全麦粉、糙米、红豆、绿豆等，做成杂粮米饭、杂粮粥、全麦馒头、荞麦面等。

二是

要多吃新鲜蔬菜，每天500～1000克（1～2斤），尤其是膳食纤维含量高的蔬菜，如青椒、小白菜、芹菜、菠菜、南瓜、韭菜、茼蒿、芸豆、洋葱、油菜、萝卜、香菇、木耳、海带、紫菜、裙带菜等。青椒、番茄、黄瓜等蔬菜可以当作零食随时生吃。

三是

服用膳食纤维补充剂，如麦麸制剂（谷物纤维）、亚麻籽粉、蔬菜粉、植物种子粉、菊芋粉（菊苣粉）和高纤维代餐包等。摄入较多膳食纤维，不仅能防治便秘，还增加饱腹感，缓解饥饿，有助于减重。但一定要多喝水，每天饮水2000毫升或更多（白水、淡茶、咖啡等均可），因为膳食纤维遇水之后体积膨胀，饱腹感更强，通便效果更好。

服用益生菌和益生元类产品可以调节肠道菌群平衡，有助缓解便秘。有氧运动、口服大剂量维生素C、腹部按摩（揉肚子）也有助于排便。不得已时，服用欧车前、聚卡波非钙、麦麸、乳果糖、聚乙二醇等泻药，或使用开塞露等，可以解燃眉之急。

 月经改变

月经量减少，周期提前或延后，甚至闭经，在女性减重过程中是比较常见的。月经改变与营养状况息息相关，当营养不足以维持正常代谢时，身体内在调节机制做出的适应性反应必然是先保命，停止生育或繁殖下一代的功能。短期内体重快速下降，影响凝血功能，月经增加或提前。体重进一步下降，蛋白质流失，会出现月经延迟或量少。长期营养不良或体脂率太低会导致闭经。

一般地，月经改变是身体自我调节机制的一部分。出现月经改变也不意味着身体一定是坏掉了，或者不应该、不适合减重。大多数情况下，月经改变是功能性的，可以逆转。但在以下几种情况下，月经改变会比较严重：

第一，减重方案太极端，饮食能量摄入太少；

第二，减重速度太快或幅度太大；

第三，本来不胖、体脂率也不高还减重，追求更轻体重；

第四，食谱严重缺乏蛋白质；

第五，运动量太大，太"痛苦"，躯体疲惫，精神强迫。

减重期间出现轻微的月经提前、延迟或量少，可以不用理会，但如果月经明显异常或者闭经，就必须调整减重方案了。最有效的措施是放慢减重速度，每周只减1~2斤，或者停一停等一等，让自己的身体适应一下。特别重要的是摄入足量蛋白质，每天不低于60克，餐餐有蛋白质食物，脱脂或低脂奶类每天250克（半斤），鱼虾、肉类、蛋类和大豆制品合计不低于250克（半斤）。如果哪一餐没吃蛋白质食物，则要补充一勺（15～20克）蛋白粉。同时，饮食摄入能量别太低（要高于基础代谢或1200千卡），每天吃三餐，避免严重的饥饿感。建议服用复合维生素矿物质，避免营养素缺乏。注意调整运动方案，原来运动量很大的，要降低运动强度，或者把长时间连续运动改成短时间多次累计运动，减轻运动对身体的压力。

总之，女性减重者尤其要明白，不要追求越快越好，也不要追求越瘦越好，要见好就收，避免"恶意"减重。减重要设定恰当的体重目标，把大目标分解成阶段性小目标，中间给身体调整期。要放慢减重速度，用更长时间达成减重目标。节食有度，运动锻炼亦有度，要采用温和的，而不是极端的减重方法。毕竟，减重不是与生命做斗争。

另外，如果还没怎么减重，就出现了月经稀少或闭经，那要当心是否患有多囊卵巢综合征，应及时就医检查。有传言说，利用月经期减重效果更好，或者说月经来那几天吃高能量的食物也不会胖，这些说法都是不可信的。

🦷 口腔溃疡

口腔溃疡俗称"口疮"，以口腔发生黏膜破损、疼痛为特征，常见且易反复发作。反复发作口腔溃疡的病因比较复杂，跟遗传、疾病、内分泌等很多因素有关。但减重期间发生的口腔溃疡大多是免疫力降低、饮食不平衡营养素缺乏（特别是叶酸、维生素B_{12}、铁、锌等缺乏）所致。因此，减重期间要注意摄入蛋白质食物（鱼肉蛋奶和大豆制品）、粗杂粮/全谷物和新鲜蔬菜水果等。当饮食不够平衡时，应额外服用复合维生素矿物质（包括但不限于叶酸、维生素B_{12}、维生素B_2、维生素B_1、维生素B_6、维生素C、铁、锌等），有时还需要补充蛋白粉、膳食纤维和益生菌等。

另外，不要吃过硬、过烫食物，避免吞咽过快，以免口腔黏膜产生损伤。不要吃烧烤、腌制、辛辣食物，不要抽烟和喝酒。平时需注意勤刷牙，尤其是在晚上睡觉之前，必须要刷牙，保持口腔卫生。口腔溃疡发作时，可以用具有消炎、止痛功效的漱口水漱口，进一步清洁口腔。

对于急性发作、红肿明显的口腔溃疡，可以将几片西瓜霜片碾成粉末，敷于溃疡处。一般敷2~3天就好。口腔溃疡患者可用消毒棉签蘸取冰片，并将其涂在溃疡面上，每天可涂两次，可加快溃疡面愈合。大多数口腔溃疡是自限性的，一般在 1～2周内自然愈合，但可能过一段时间又会出现。

🏋 贫血

　　普通人群中最常见的贫血是铁缺乏造成的缺铁性贫血，减重时容易出现的贫血也是缺铁性贫血。很多女性在开始减重之前，身体内铁的储备就不够，甚至处于缺铁性贫血的边缘。减重开始之后，进食量减少，铁摄入不足，铁吸收减少，让体内铁营养状况雪上加霜。铁是合成血红蛋白的关键原料，缺铁会导致血红蛋白合成不足，浓度下降。一般血常规检查，成年女性血红蛋白低于120克/升即可诊断为贫血。血红蛋白的主要功能是运输氧气，所以贫血影响血液氧气运输，进而导致体力下降、疲劳，头晕、乏力，皮肤、指甲、毛发变化，免疫力下降等症状。

　　防治缺铁性贫血的有效措施是增加铁的摄入，并提高铁的吸收率。食物中铁的最好来源是红肉、动物肝脏和动物血液，我把它们称为"铁三角"。这三类食物含血红素铁，不但含铁数量多，而且铁的吸收率最高，还能促进其他食物中铁吸收，一举两得，纠正缺铁性贫血的效果最好。"铁三角"又是高蛋白低脂肪食材，不影响减重大计。其中首屈一指的是鸭血，含铁高达30.5毫克/100克，是猪血的3倍之多，是猪瘦肉的10倍多。猪肝、鹅肝、鸭肝、羊肝等动物肝脏补铁效果也很好。瘦猪肉、瘦牛肉、瘦羊肉等红肉类也具有补铁作用，减重食谱中应该包括这些食材，以防治缺铁性贫血。另外，鱼虾、禽肉类也是铁的较好来源。如果减重者食谱中缺少这些补铁食物，那就应该服用含有铁的复合维生素矿物质，以预防缺铁性贫血。如果已经确诊缺铁性贫血，可在上述补铁饮食基础上服用补铁药物（如硫酸亚铁、富马酸亚铁、琥珀酸亚铁、多糖铁复合物等）治疗。

需要说明的是，鸡蛋和奶类都不是铁的良好来源，鸡蛋含铁但很难吸收，牛奶几乎不含铁。蔬菜、水果、坚果、豆类等植物性食物，包括传说中的补血食物大枣、桂圆、菠菜、枸杞子、阿胶、燕窝等全都不是铁的良好来源，靠这些食物不能防治缺铁性贫血。另外，加大运动量对防治缺铁性贫血并无帮助。恰好相反，大量运动会增加缺铁性贫血风险。

⬚ 痛风发作

减重期间，当饮食太少，运动太剧烈，或体重下降太快时，个别人会出现痛风发作，在夜晚突然出现关节疼，发病很急，很疼，出现水肿或红肿等。但这种少见情况只发生在原本就有高尿酸血症的人身上，以男性居多。高尿酸血症是指血液中尿酸浓度异常升高，属于常见的代谢性疾病，一般通过健康体检即可发现。

痛风是在高尿酸血症基础上发生的，如果原本没有高尿酸血症，减重无须担心痛风发作。痛风发作的常见诱因有饮酒、暴饮暴食，吃海鲜、内脏和肉类等高嘌呤食物，劳累或剧烈运动、着凉挨冻、饥饿等。其中，饥饿和剧烈运动经常与减重有关。来自国家风湿病数据中心的大数据显示，剧烈运动是痛风发作的第3大诱因。生酮饮食、低碳水饮食、轻断食等方案也容易让高尿酸血症的人痛风发作。饥饿、生酮饮食或剧烈运动时，血液浓缩或变酸（pH值下降）使尿酸在血液中的溶解度下降，达到一定程度后，尿酸以尿酸盐结晶的形式沉淀在关节附近的软组织中，引起剧烈疼痛，也就是痛风发作。因此，高尿酸血症者减重一定要采用温和方案，饮食摄入不要太少（别太饿），运动强度不要太大（别太累），减重速度宜慢不宜快。

不过，这并不意味着高尿酸血症或痛风患者不能减重。实际上，肥胖的高尿酸血症患者尤其需要减重，减重后尿酸浓度可以降低。高尿酸血症或痛风患者减重期间大量喝水稀释血液，或服用苏打水（碳酸氢钠）避免血液酸度增加，有助于避免痛风发作。更稳妥的做法是，遵医嘱服用促进尿酸排泄药物（如苯溴马隆），就不用担心诱发痛风发作了。另外，牛奶和鸡蛋富含蛋白质，但嘌呤含量极低，即使多吃一些也不会诱发痛风。

小结

　　减重总是伴随一些或轻或重的不良反应，有些是由体重减轻本身引起的，有些与具体的减重方法有关（将在下一节讨论），还有些与个人耐受能力有关。与男性相比，女性身体天生地含有更多的脂肪、更少的肌肉，具有更低的基础代谢，需要更多的铁，对环境的变化更敏感，所以女性相对不适合与脂肪斗争或减重。在减重过程中，女性更容易出现闭经、贫血、便秘、肌肉松弛等不利于身体健康的问题，因此更需要讲究减重方法，不要盲目蛮干，不能走极端。

重中之重是减重速度不要太快，体重不能太轻；运动，尤其是力量练习不要缺席；饮食蛋白质摄入量要充足，尤其要摄入红肉、动物肝脏和血液等富含铁的高蛋白食物，还要多吃新鲜蔬菜以及全谷物/粗杂粮。如果这些食物摄入量不到位，就要额外服用蛋白质和复合维生素矿物质。很多时候，多饮水，服用膳食纤维、益生菌类产品也有助减轻相关不良反应。

　　减重过程中，不但要关注体重、腰围和体脂，还要关注身体健康，要密切注意出现的症状，定期体检，至少要定期检查血常规，及时发现可能出现的贫血。不严重的月经改变、便秘、口腔溃疡、免疫力下降和轻度的饥饿感在减重时是很难完全避免的，可以忍耐。一旦发现问题比较明显，症状比较严重，那就要赶紧采取行动，或调整减重方案，或求助于专业人士，不能对这些问题或症状漠不关心，任其发展，搞垮自己的身体。

常见减重方法的基本原理

市面上有很多减重方法，单看这些方法的名称，可能仅饮食方案就有数十种之多，难免眼花缭乱，但如果看减重方法的原理，不过数种而已。笔者把常见的饮食减重、减肥药、减肥手术和其他减重方法列于表3-1中，其中减重饮食依据其原理分为限能量平衡饮食、极低能量膳食、间歇式禁食（包括5+2轻断食、日内断食、隔日禁食）、高蛋白质膳食、低碳水饮食、生酮饮食（极低碳水饮食）和代餐减肥。这些饮食方法还经常被包装成其他一些名称，如GM减肥法、哥本哈根减肥法、碳循环减肥法、断糖减肥法、好习惯减肥法、基础代谢减肥法、酵素减肥法……都是由上述减重饮食原理派生出来的。详细讲解、分析各种减重方法并不是本书的写作目的，这里只对常见减重方法原理进行简要介绍，并从中总结出本书提倡的核心减重方法——适度低碳水饮食法，下一章将会详细介绍这种简便、实用的减重方法。

表3-1 常见减重方法

分类	主要方法	备注
饮食减重	限能量平衡饮食、极低能量膳食、间歇式禁食（包括5+2轻断食、日内断食、隔日禁食）、高蛋白质膳食、低碳水饮食、生酮饮食（极低碳水饮食）、代餐	1. 名称常被"商业包装" 2. 一些健康饮食模式也可以
减肥药	奥利司他、利拉鲁肽、司美格鲁肽、西布曲明[1]、二甲双胍[2]、左甲状腺素[2]、泻药[2]、利尿药[1]	
手术	缩胃手术（胃袖状切除）[3]、抽脂手术[3]、胃底动脉栓塞术、胃球囊术	
其他	针灸、按摩、拔罐、甩脂机/振动机、电刺激肌肉	常配合其他方法

[1]违法或违规；[2]"灰色地带"；[3]主流方法

限能量平衡饮食

限能量平衡饮食（calorie-restricted diet，CRD）的通俗说法就是"管住嘴，迈开腿"。"管住嘴"就是要节制饮食，少吃一点，别吃高糖、高油、高能量的食物，减少能量摄入；"迈开腿"就是多运动，走一走，跑一跑，增加能量消耗。说得专业一点，就是限制能量摄入、增加能量消耗的同时，保证满足基本营养需要，蛋白质、脂肪和碳水化合物三大营养素供能比例符合平衡膳食要求。

限能量平衡饮食的具体做法有三种：

▶ 一是每天饮食限定能量摄入1000～1200千卡/天（女性）或1200～1400千卡/天（男性）。这通常要由营养师来计算食谱才行，因为该能量水平远低于一般人日常摄入，大致只相当于基础代谢的能量消耗。

▶ 二是在原有饮食基础上，每日减少约500～1000千卡，就是比自己平时少吃一些碳水化合物和脂肪类食物。

▶ 三是在原有饮食基础上每日减少1/3至1/2，减少1/3差不多就是每天少吃一餐或与之相当的量（如每一餐都少吃1/3）。

限能量平衡饮食是一种经典的、教科书式的减重方法。虽然减重速度不快，一般每周可以减0.5～1千克体重，但不良反应少，属于比较温和的减重饮食。理论上，适用于所有年龄阶段及不同程度的超重及肥胖人群，也适合长期应用（控制反弹）。不过，在实践中需要按食谱配餐，否则要么控制不住能量摄入（饥饿感难以解决），要么做不到营养素平衡（可能需要服用营养素补充剂）。一个显而易见的现象是，几乎人人都懂"管住嘴，迈开腿""吃动两平衡"，但超重、肥胖的人还是越来越多。这说明限能量平衡饮食在现实生活中落实起来并不容易。

🔲 极低能量膳食

极低能量膳食（very-low calorie diet，VLCD）是指每天只吃很少的食物，每日饮食摄入总能量仅为400～800千卡，主要来自蛋白质，严格限制脂肪和碳水化合物的摄入。饮食主要是脱脂奶、鸡蛋清、瘦肉等蛋白质食物和蔬菜，有时也用高蛋白代餐包等。

吃极低能量膳食时，身体处于严重饥饿状态。可以快速减重，但肌肉和水分减少比例很大，不良反应很明显，主要有低血糖、电解质紊乱、尿酸升高和胃肠道不适等，一般要求住院或在医师监测、指导下进行（有时用药物控制不良反应），并且只宜短期（一两周）间断性应用，否则营养不良的风险很大。极低能量膳食属于比较极端的减重饮食，在实践中应用不那么广泛，但有一些机构开展"禁食疗法""辟谷""断食"等，大致相当于极低能量膳食。

🔲 高蛋白质膳食

高蛋白质膳食（high protein diet，HPD）是指每天摄入很多肉类、蛋类等高蛋白食物或额外补充蛋白粉，同时少吃主食、甜食等高碳水化合物食物以及高脂肪食物，总能量摄入较低。每日蛋白质摄入量≥1.5克/千克体重（但一般不超过2克/千克体重），或蛋白质供能占全天总能量摄入20%以上（但一般不超过30%）。选择高蛋白食物时要注意脂肪含量，最好选高蛋白、低脂肪的瘦肉、脱脂奶等，不要吃肥肉、肥牛、排骨等，更不能吃油炸食品。

肉类、蛋类等高蛋白食物有较强的饱腹感，且有抑制食欲的作用，可使每日总能量摄入减少。另一方面，高蛋白摄入增加"食物热效应"（指进食之后消化、吸收和代谢过程消耗的能量），且蛋白质在体内不容易转化为脂肪，故而具有减重作用。因为吃很多蛋白质食物，营养比较丰富，所以吃高蛋白质膳食减重时不良反应较少，适合中长期（6个月以内）应用。研究表明，高蛋白质膳食对血脂、血糖等代谢指标亦有益处。因而是常用的减重饮食之一。但高蛋白质膳食不适合慢性肾脏病患者，也不适用于孕妇、儿童和青少年。长期应用高蛋白质膳食的人要注意监测肾功能，即定期检测血肌酐、尿素氮等指标。

▣ 间歇式禁食

间歇式禁食（intermittent fasting）又称间歇性能量限制（intermittent energy restriction，IER）或轻断食，就是在日常生活中设置禁食期或断食期，禁食期不吃食物（可饮水）或只吃很少食物（相当于正常量的1/4）。

间歇式禁食主要有三种方法。

● 5+2轻断食，一周有5天正常饮食，其余2天（不连续的两天）断食（每天仅摄入500~600千卡，以蛋白质食物和蔬菜为主）。也可以4+3轻断食，每周非连续禁食3天。

● 16：8限时进食，即一天内8小时内随意进食，可以吃2顿或3顿，其余16小时不吃任何食物（可以饮水）。还可以把进食时间限定在10小时、6小时或4小时之内，其余时间禁食。这些限定每天进食时间而不是食物种类的方法统称为"日内断食法"。

● 隔日禁食法，顾名思义是第一天禁食（饮食能量摄入＜500千卡），第二天正常吃，如此往复。

不论以哪种形式出现，间歇式禁食都是目前在全球范围内备受追捧的饮食方法。研究发现，除了减重，间歇式禁食对血糖、血脂、血压等代谢指标有益，能提高免疫力，预防心血管疾病、2型糖尿病、脂肪肝、肿瘤和阿尔茨海默病（老年痴呆）等。间歇式禁食限制进食时间，减少能量摄入，并通过生物钟、肠道菌群和改善代谢等多种途径有益身体健康。而且，它的最大优势是简单易行，无须特殊饮食改变，虽然减重速度不快，但不良反应较少或不严重，适合长期应用。

不过，禁食期对个人对抗饥饿的意志力有很大考验，可能不容易坚持下来。姑且不说禁食期的确会饥饿，就说对食物的"心瘾"也很难抗拒。

心瘾

是指人们对食物习惯性的心理依赖，即使不饿也要吃一些。当别人都在吃饭时，你选择禁食/断食，一点儿也不吃，周围人肯定会觉得你奇怪。如果禁食期结束就大吃一顿才能满足，那么间歇式禁食就失去了意义。

另外，如果糖尿病患者采用该种饮食，那么禁食期要调整降糖药，避免低血糖。容易发生低血糖的人不要尝试间歇性禁食。胃炎、胃溃疡等胃病患者尝试间歇性禁食要慎重。患有抑郁症、厌食症或其他精神疾病者不要尝试间歇性禁食，因为禁食期的饥饿会加重心理敏感和不良情绪。备孕或已经怀孕的女性以及哺乳的产妇均不适合间歇式禁食，她们需要稳定、均衡的营养摄入。

🔲 低碳水饮食

低碳水饮食（low carbohydrate diet，LCD）是指摄入较少碳水化合物的饮食，要限制主食、薯类、甜食、零食、糖、水果等高碳水化合物食物的摄入量。因为《中国居民膳食指南（2022）》建议普通人饮食碳水化合物供能比为50%～65%，《美国膳食指南》则建议碳水化合物供能比为45%～65%，所以只要饮食中碳水化合物供能比小于50%或45%就可以视为低碳水饮食。不过，典型的低碳水饮食要求碳水化合物供能比≤25%（或碳水化合物＜100克），其余（＞75%）的能量由蛋白质和脂肪提供。在此基础上，如果饮食中碳水化合物供能比≤10%（或碳水化合物20～50克/天）则称为极低碳水饮食，其余（＞90%）的能量由脂肪（供能比＞70%）和蛋白质提供，该种饮食也叫生酮饮食，常用于快速减重（将在下一节介绍）。毫无疑问，饮食中碳水化合物供能比要求越低，则对主食、薯类、甜食、零食、糖、水果等高碳水化合物食物的限制越严格。

低碳水饮食是目前最主流的减重方法之一，其减重的原理一方面是通过少吃高碳水化合物的食物，减少了总能量摄入，使饮食能量摄入少于机体能量消耗，即能量负平衡。另一方面，低碳水饮食限制碳水化合物摄入，进而减少了胰岛素分泌，抑制体内脂肪合成。可以说，低碳水饮食有的放矢地解决了肥胖的两大根本原因，即"能量代谢不平衡"和"碳水化合物–胰岛素模型"（详见第二章）。研究表明，低碳水饮食可以改善血糖，也被推荐用于2型糖尿病患者饮食管理。低碳水饮食在实践应用时相对简单，只需识别出哪些食物富含碳水化合物并加以限制（少吃或不吃）即可，食谱一点也不复杂。

更重要的是，低碳水饮食的"低碳水"程度可以灵活掌握。除了上述典型低碳水饮食（碳水化合物供能比≤25%）和极低碳水饮食（碳水化合物供能比≤10%）之外，还有碳水化合物供能比在26%至45%或50%之间的适度低碳水饮食。适度低碳水饮食也是本书重点推荐的减重方法，第四章将详细介绍其具体原则和食物选择。低碳水饮食减重的速度可快可慢，不良反应有多有少，都与"低碳水"程度有关。一般地，碳水化合物摄入越少，减重速度越快，但低血糖、免疫力下降、便秘等不良反应越明显。典型低碳水饮食或极低碳水饮食减重速度较快，但不良反应较多，适用于中期（数月）或短期（数周）减重。而适度低碳水饮食减重速度不快，但不良反应很少，适用于长期减重或控制体重（减重后避免反弹），也可以用于儿童、青少年及老年人减重。

⊞ 生酮饮食

生酮饮食（ketogenic diet）是一种极低碳水饮食，严格限制或不吃主食、甜食、薯类等富含碳水化合物的食物，转而摄入很多高脂肪食物，如奶油、椰子油、普通植物油、肉类（尤其是肥肉）、蛋类等。这个食谱看起来有点"以毒攻毒"的意思，其减重原理比较复杂，很难用一两句话来概括。生酮饮食的"酮"是指身体内的三种成分，乙酰乙酸、β-羟丁酸和丙酮。这三种成分名称比较拗口，结构有类似之处，在体内又经常互相转化，一般统称为"酮体"。在身体内，酮体来源于脂肪酸氧化分解。一般情况下，脂肪酸在细胞内经过复杂过程氧化分解成二氧化碳和水，并释放大量能量供细胞使用，很少产生酮体。但在体内缺少糖（碳水化合物）的情况下，脂肪酸无法顺利氧化分解为二氧化碳和水，在肝脏转而生成酮体。酮体有很好的水溶性，更容易被身体很多器官代谢掉，相当于加速

"燃烧"脂肪。同时，酮体抑制食欲，减少饮食能量摄入；酮体降低胰岛素分泌，抑制脂肪合成。生酮饮食通过严格限制碳水化合物摄入量（一般＜20克/日，或供能比≤10%，最多不超过50克），同时大量摄入脂肪（供能比70%～90%），"逼迫"身体把脂肪转化为酮体快速代谢消耗。

生酮饮食最初用于治疗儿童癫痫，酮体可以抑制大脑神经病灶异常放电。后来生酮饮食也用于减重，尤其是用于多囊卵巢综合征、大体重者减重，发现其可以改善代谢和炎症。在实践中，生酮饮食能快速减体重，但肌肉和水分等丢失比例较大，饮食结构也不平衡，故不良反应较多，常见的有酮血症、低血糖、高脂血症、便秘、皮肤瘙痒或风疹和抑郁等情绪改变。因此，生酮饮食减重只适合短期（比如1个月）应用，不宜长期应用。市面上有很多生酮产品售卖，应用生酮饮食时要注意大量饮水（每天不少于2000毫升），监测血酮、肝肾功能，补充维生素矿物质，并在营养师或专业人员指导下进行。

🍱 代餐减肥

代餐是指用来代替日常饮食的加工食物，如代餐奶昔、代餐饼干、代餐粉、代餐饮料、代餐棒等。用这些产品代替三餐饮食或其中一餐，抑或是代替每一餐的部分食物（一般是主食），是当下最流行的减肥方法之一。如果你微信朋友圈有售卖减肥食品的，那么往往是此类代餐食品。它们的外观、口感和成分或有不同，但共同特点是含能量较少、饱腹感较强、消化吸收较慢（血糖指数较低）。用10%的能量摄入达到了80%的饱腹感，这也是代餐减肥的基本原理。

代餐减肥的最大优势是简单易行，效果也比较可靠。有些代餐是高蛋白的，有些代餐是高膳食纤维的，有些代餐是高脂肪的（如生酮粉，用于生酮饮食），有些代餐的营养素是比较全面的，有些代餐营养非常单一（如杂粮粉、果蔬粉）。不同代餐产品的用法不尽相同，有的可以代替全部日常餐食，有的仅代替部分食物（如主食或某一餐）。大多数代餐仅适合短期应用，某些营养素比较全面的代餐，尤其是仅用来代替一部分食物时，才可以长期应用。此类减肥代餐的不良反应较少或较轻微，常见的有腹胀、维生素矿物质缺乏等。要提醒的是，代餐产品只有取代、代替日常饮食才有减重作用，如果在日常饮食基础上，额外补充代餐食品是不能减重的。另外，近年有不少减肥代餐产品被曝光非法添加减肥药物。

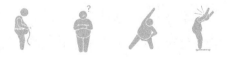

🗄 减肥药物

药物减肥一度是非常流行的做法，但后来发现很多减肥药不但效果差（还不如饮食和运动），而且不良反应很大，比如增加心脏病风险，得不偿失，陆续被淘汰或禁用。目前，在国内合法合规的减肥药只有一种，即奥利司他。奥利司他是口服药，一般是餐后服用，它在肠道内抑制脂肪消化吸收，让饮食摄入的脂肪随粪便排泄掉一部分，"穿肠而过"（奥利司他俗称"排油丸"），从而减少实际摄入的能量，达到减重效果。又因为它主要是在肠道内发挥作用，并不或很少吸收进入血液，所以奥利司他副作用主要是腹胀、排便次数增加等消化道症状，不会影响心脏健康。值得注意的是，奥利司他在抑制脂肪消化吸收的同时，也会抑制维生素A、维生素D和维生素E等脂溶性维生素的吸收，服用奥利司他时要额外补充这些维生素。此外，18岁以下儿童、孕妇及哺乳期妇女不宜使用奥利司他。

近年，新发现几种治疗糖尿病的降糖药有很好的减重作用，如司美格鲁肽、利拉鲁肽、贝那鲁肽等，每日或每周皮下注射一次。这类药物能延缓胃排空，抑制食欲中枢，减少进食量，从而减轻体重。同时，它们的降糖作用只对高血糖者起效，血糖正常时不起作用，故不会导致低血糖。在美国，司美格鲁肽和利拉鲁肽都被批准用于减肥，但在中国仅被批准用于治疗2型糖尿病。实际上，具有减重作用的降糖药还有好几种，包括二甲双胍，以及达格列净、恩格列净和卡格列净等"列净类"口服降糖药。这些药物适用于肥胖的2型糖尿病患者，但一般不用于普通肥胖者减重。不论奥利司他，还是这些可以减重的"降糖药"，都要在专科医师指导下使用，一般只用于体重指数（BMI）≥28的肥胖者，或患有高血糖、高血压、高脂血症、脂肪肝、睡眠呼吸暂停综合征等的超重者（BMI≥24）。

讲减肥药就不得不提西布曲明，其主要作用是抑制食欲，减少饮食摄入。它曾经在国内广泛应用，但十多年前因发现危害心脏健康被包括我国在内的很多国家禁用（有少数国家至今允许应用）。近年被曝光的网红减肥食品（如减肥咖啡）几乎都是非法添加西布曲明。除西布曲明外，还有一些减肥产品违规添加泻药和利尿药，通过排便排水来快速减轻体重。

⎘ 减重手术

除了减肥药之外，治疗肥胖的另一种医疗手段是手术。手术的思路很简单，一种手术是直接切割、抽吸皮下脂肪（吸脂手术）；另一种手术是缩小胃容量或破坏肠道吸收（缩胃手术）。吸脂是医美领域最常见的手术，直接把皮下脂肪连带血水一起抽吸出来丢弃，其减肥效果可以说立竿见影，而且可以实现局部减肥，臀部脂肪多的抽吸臀部，大腿脂肪多的抽吸大腿部，肚腩脂肪多的抽吸肚腩部……唯独内脏脂肪不能抽吸，所以吸脂通常只能起到美观作用，而没有健康作用，皮下脂肪几乎不影响健康。另一方面，吸脂手术可能会有并发症，包括出血、感染和栓塞等，尤其是在一些医疗水平很低的美容机构操作，并发症风险很大。如果要做吸脂手术，一定去正规的、有资质的医美机构或医院。

可以起到健康作用的是缩胃手术，即"腹腔镜胃袖状切除术"。通俗地说，就是把胃切掉一部分，只留下一小部分胃。其减重原理说起来令人唏嘘，每个大胖子都有一个超大的胃，缩小胃容量极大减少了进食量，从而快速减轻体重。如果你不能控制你的胃，那你就会被你的胃控制。与饮食控制减重类似，缩胃手术可以明显改善血糖、血脂、血压等代谢指标，因而又称为代谢手术。实际上，缩胃手术已经成为治疗肥胖糖尿病患者的标准方法之一，也适用于体重指数（BMI）≥37的单纯性肥胖者，或者患有高血糖、高血压、高脂血症、脂肪肝、睡眠呼吸暂停综合征等且BMI≥32的肥胖者。要强调的是，缩胃手术虽然较少反弹，但也并非一劳永逸，手术后要坚持健康生活方式。另外，缩胃手术常见的并发症有贫血、骨质疏松、营养不良、食管反流和边缘溃疡等，术后应该注意补充蛋白质、钙、维生素D、维生素B_{12}、维生素B_1和铁等营养素。

还有一种新式的减重手术叫"胃左动脉栓塞术"，其减重原理说起来就像讲故事：胃左动脉主要供应胃底（胃的底部）绝大部分血流，胃左动脉栓塞后，胃底部位血液供应减少，胃底功能被抑制；胃底功能之一是分泌促进食欲的激素——胃促生长素，又称食欲刺激素、胃饥饿素，看名字就知道它让人觉得饿，促进食欲；胃左动脉栓塞后胃底功能被抑制，胃饥饿素分泌减少，食欲下降，进食量减少，从而减重。减重在很大程度上就是与食欲做斗争，能战胜食欲就可以减重。

小结

　　肥胖的人越来越多，带动减重的方法也层出不穷，除了各种名义的减重饮食、减肥药和减重手术之外，还有针灸、按摩、拔罐、甩脂机/振动机、电刺激肌肉等其他减重方法。但万变不离其宗，这些减重方法经常需要配合饮食控制，甚至要以饮食控制来实现减重效果。

　　整体而言，的确没有一种完美的减重方法能一招制敌，不同的减重方法可能适用于不同的个人情况，不能千篇一律。但是，我们可以从众减肥方法中总结出普适性原则，那就是"不低碳，不减肥"。严格地说，限能量平衡饮食、极低能量膳食、高蛋白膳食、间歇性禁食/轻断食、低碳水饮食、生酮饮食和减重代餐等饮食方法都需要减少碳水化合物摄入，虽然形式或名称各有不同，但其实都是低碳水的。在此基础上，我们总结出"适度低碳水饮食法"指导用户减重，在实践中收到了很好的效果，将在本书第四章详细介绍。

5

减重为什么会反弹

有个说法很有道理：体重下降并维持5年才能叫减重成功。有调查表明，减重后在5年内体重反弹的超过95%！体重反弹实在太普遍了，以至于人们形成这样的共识：减体重容易，不反弹难。一般来说，体重反弹又分为三种不同的情形，即体重恢复、报复性增加和体重回弹。体重"恢复"是指减重方案停止后体重很快又长回到以前的水平，比如减了10斤体重之后又长了10斤（相当于没减重）；体重"报复性增加"是指减重方案停止后体重长回并超过了以前的水平，比如减了10斤体重之后又长了15斤（比原来更胖了）；体重"回弹"是指减重方案停止后体重轻度回升，比如减了10斤体重之后又长了2斤（相当于只减8斤）。体重反弹的这三种情形从根本上说都是由于减重方案停止后，饮食能量摄入超过了身体能量消耗，体内脂肪重新堆积，但其机制和对策又有所不同。

⊡ 体重恢复

减重方案停止后体重又恢复到与之前基本相同的水平，这是最常见的反弹情形。有人甚至减了几次就恢复了几次，看起来体重似乎被牢牢"记住"了。人的体重真的能被记住吗？现在有一种假说，叫"体重调定点"或者"固定体重"理论，认为一个人内在的基因和激素水平决定了他的平常体重。换句话说，大多数人都有一个固定体重范围。想减重低于这个范围是比较困难的，即使暂时减下去也会反弹回到这个范围。而在这个体重范围，即使你不努力节食，甚至不注意饮食健康，体重也不会明显增加。因为人体固有的机制自动调节体重，让体重保持在一个相对固定的范围内。该假说不但用以解释减重后体重恢复，而且可以解释一部分成年人并不关心体重，也不采取什么措施，随随便便吃喝生活，但体重数十年如一日地保持，变化不大。该假说还可以解释女性产后肥胖（产后体重滞留），如果不能在哺乳期恢复正常体重，那么哺乳期结束后再减重就相当困难了，因为女性生育期体内激素剧变，重新设定"体重调定点"或者"固定体重"，会"记住"肥胖的体重。与之类似的是，服用激素类药物导致的肥胖，减重也十分困难。该假说还可以解释肥胖越久减重越难的现象，同样是100千克体重的肥胖，如果是刚刚胖起来的，还没有被"记住"，那么减重就容易一些；如果100千克体重维持了很多年，那么很可能已经被"记住"，减重就很难了。所以减重要趁早，发现体重增加就赶紧想办法减。不过，说到底，"体重调定点"或者"固定体重"不是绝对的，是可以改变的，否则就难以解释有些人为什么会越来越胖，有些人可以成功减肥不反弹。实际上，该假说也指明了避免减重后反弹的方法，那就是减重之后想办法多维持几年，让新的体重被"记住"，从而不再那么容易反弹，即使饮食生活都随意一些也不要紧了。减重方案停止之后怎样才能多维持几年呢？坚持适度低碳水饮食、多运动是好办法。

体重报复性增加

减重方案停止后体重报复性增加，比以前更胖了，这种反弹也不少见。通常是因为节食减重方案停止后报复性进食，进食量明显增加，体内脂肪大量合成。这一情形说明，很多人对减重抱有不切实际的幻想，以为减重是一个"疗程"，疗程结束之后就万事大吉、彻底放松、随便吃喝了。甚至有一种终于"解放"了的心理，用不恰当的方式奖励自己，把减重期间不让吃的食物都狠狠地吃起来，其结果可想而知。心理因素在体重报复性反弹过程中发挥重要作用。人对某些食物的渴望是大脑固有的，但心理因素会增强或减弱这种渴望。另一方面，有研究表明，减重速度越快，开始时减重越多，则越容易出现报复性反弹。极端的减重方案容易引起极端的身体反应，这很容易理解。减重之后避免体重报复性增加的主要方法是提高认知，要认识到减重方案也许只需执行或长或短的一段时间，但防止反弹却要坚持很多年才行。减重方案停止后不要回到从前的不健康生活方式，更不要报复性进食，否则前功尽弃。

🔲 体重回弹

减重方案停止后体重回弹几斤，这其实是一种正常现象，因为饮食有所调整或增加，身体也会作出相应的反应。减重方案在设定减重目标时就要留出回弹的余地，比如本来想减10斤体重，但要把减重目标设定为12～13斤，然后等减重方案停止后允许回弹2～3斤，最后达成减重10斤的愿望。不过，如何做到只允许回弹2～3斤，而不能彻底反弹呢？这就要求减重者掌握解决体重小幅增加的应急措施，一发现体重回弹1～2斤就及时采取措施，如减少进食量、断食或代餐几餐，或立刻加量运动等。

总而言之，不论是未加管理的发胖，还是减重之后的反弹，体重增加的原因都几乎是一样的，要么是饮食能量摄入超过了身体能量消耗（能量代谢不平衡），要么是高碳水化合物饮食增加了体内脂肪合成（碳水化合物-胰岛素模型）。减重方案停止后，体重小幅回弹是正常的，体重完全恢复或报复性反弹是应该避免的。虽然说不同的减重方法在反弹问题上表现不同，但归根结底反弹并不是由减重方法本身决定的，任何减重方法都有可能反弹，也有可能不反弹。从很大程度上讲，反弹其实就是重新发胖的过程，除非你积极采取措施，否则很难避免。避免减重后反弹的有效措施是减重后长期维持新体重，这听起来像废话，但事实的确如此。无论用什么方法减重，都得掌握减重之后长期维持新体重的方法。另外，从尽量减少反弹的角度，要避免采用极端的减越快越好、减越多越好的减重方案，这样的减重方案导致肌肉和水分流失更多，基础代谢降低更明显，对体内固有的体重调节系统刺激更强，最终加速体重反弹。相反，那些温和的、循序渐进的减重方案对身体更友好，身体的反应也更平稳，更不容易反弹。因此，对减重而言，慢就是快。

有人对体重反弹不以为意，认为可以用原来的方法再减重一次。但问题并非如此简单。减重通常是肌肉、脂肪和水分共同减少，但体重反弹却往往以脂肪增加为主，没有肌肉增加或肌肉增加很少。有一项研究发现，减重时脂肪和肌肉按2∶1

比例减少，反弹时脂肪和肌肉按照4∶1比例增加。先减重再反弹，即使最终体重没变，但身体成分已经改变，脂肪比例更多，肌肉比例更少，这显然是有害无益的。有研究表明，先减重、再反弹、又减重、又反弹……这种周期性的体重波动对代谢和心血管系统的损害是很大的，还不如一直肥胖不减重。

运动对于减重的作用

不控制饮食，单纯运动减重通常效果较差，可能要付出很大努力才能减一点点体重。

这一方面是因为相对饮食能量摄入而言，运动消耗的能量较少。比如走一万步消耗的能量大约是320千卡，大致相当于1小碗米饭；走1.3万步消耗的能量还不敌一根油条。也就是说，运动消耗的能量很容易通过饮食"补"回来。要知道，运动还经常让人食欲大开，吃更多。

另一方面，运动消耗的能量有一部分会被基础能量代谢下降"抵消"掉。2021年8月，《当代生物学》[1]发表一项研究，体型正常（不胖不瘦）的人运动消耗的能量有28%（个体差异很大）被基础能量代谢"抵消"，比如运动消耗100千卡，基础能

---

[1] 《当代生物学》，*Current Biology*，作者为Vincent Careau等，2021年出版。

量代谢就减少28千卡，结果是总能量消耗只增加了72千卡。肥胖者运动消耗的能量"折扣"更大，有49%被基础能量代谢下降"抵消"。肥胖者运动消耗100千卡，基础能量代谢就减少49千卡，结果是总能量消耗只增加了51千卡。换句话说，肥胖者运动减重更难，效果更差！该研究指出，体脂率高低影响了这种基础代谢能量消耗的补偿效应，体脂率越高，则基础代谢能量消耗的补偿效应（"抵消"）越明显，运动消耗能量的"折扣"越大。

增加运动量有明显减重效果

不过，如果在控制饮食基础上，增加运动量，那就可以明显增强减重效果。有研究表明，与单纯饮食减重相比，饮食控制加运动锻炼（每周3～5次）可以减掉更多的内脏脂肪或腹部脂肪；即使没有体重减轻，运动也可以降低内脏脂肪，健康效益明显。运动不但强化减重饮食的效果，而且能强化药物减重或手术减重的效果。运动让减重之后的体型更结实、紧致、有活力，而不是松垮、衰弱。除了强化减重效果，运动还在很大程度上减轻肌肉流失、免疫力下降等减重不良反应。在这一点上，有氧运动和力量练习都有益处，力量练习作用更强，如哑铃、拉力带、器械训练、俯卧撑、平板支撑等。要注意的是，运动初期肌肉增加，从而让体重增加或不减，尽管脂肪已经减少。此时不要气馁，继续坚持减重即可。

🗑 运动防止体重反弹

运动还特别有助于减重后维持体重，即防止反弹。而且从防止体重反弹的角度，可能不需要专门的、规律性的锻炼项目，只要保持活跃的生活状态，每天多走一走、动一动，达到六七千步即可，日常活动、交通、职业活动和家务活动都包括在内。如果达到一万步那就更好了，即便饮食控制不那么严格，也不用担心反弹了。当然，最好还是开展专门的、规律的锻炼项目，做到《中国居民膳食指南（2022）》推荐的每周150分钟以上中等强度有氧运动，再加上每周两三次力量练习。中等强度是指运动时心率加快、呼吸加快和身体微汗。达到指南推荐运动量的健康益处远不止控制体重，还能改善血糖、血脂、血压、血尿酸、脂肪肝等代谢指标，预防心血管疾病、糖尿病和癌症，延缓大脑衰老，延长健康寿命。毕竟，缺乏运动是不健康生活方式的主要表现之一，久坐是导致寿命缩短的主要原因之一。

关于基础代谢那些事

　　虽然人们言能量消耗必谈运动，但其实一个人每天消耗能量最多的途径并不是运动，而是基础代谢。基础代谢是指维持身体温度、血液循环、心脏跳动、肺呼吸和大脑清醒等基本生命活动所消耗的能量。即便是24小时躺着不做任何事情，基础代谢也一直在进行，仍会消耗很多能量。实际上，基础代谢是身体能量消耗最主要的部分，一般远远超过运动消耗的能量。一个轻体力劳动者，如果运动量也不大的话，那么他全天消耗的能量中有60%～70%用于基础代谢，剩余30%～40%用于运动及其他消耗（比如食物热效应等）。由此可知，基础代谢对体重的影响是很大的。

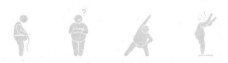

🖳 基础代谢受哪些因素影响

　　除了总量很多、在全天总能量消耗中占比较大之外，基础代谢的另一个特点是个体差异较大，不同的人基础代谢不一样。多数人的基础代谢为每天1200～1500千卡，少数人低于1200千卡或高于1500千卡。基础代谢高的人不容易发胖，基础代谢低的人容易发胖。健康人基础代谢的高低取决于遗传、种族、性别、年龄、身高、体重和身体成分等。一般规律是，黄种人基础代谢低于黑种人和白种人；女性低于男性；随着年龄增长，基础代谢降低；身材高挑、苗条基础代谢较高，身材矮胖基础代谢较低；身体肌肉多脂肪少的人基础代谢较高，肌肉少脂肪多的人基础代谢较低。

　　此外，虽然一个人的基础代谢相对稳定，但也会被很多因素改变。比如，剧烈运动和高强度体力劳动提高基础代谢；暴饮暴食之后基础代谢升高；气温太热或太冷都让基础代谢升高；发热、肺炎或其他感染性疾病、甲亢、创伤、手术等会明显提高基础代谢。甲减或服用镇静药物则使基础代谢降低。体重减轻也经常让基础代谢降低。精神压力或心理因素也会影响基础代谢，焦虑、亢奋、惊恐、失眠会提高基础代谢，抑郁则降低基础代谢，但整体而言变化幅度较小。

一个人的基础代谢到底是多少，在临床上有专门的仪器可以检测，但目前这种检测在实践中应用不多。常用的方法是利用公式来推算基础代谢，包括很多健身中心或体检中心用人体成分分析仪来提供基础代谢数据，也是用公式估算的。推算基础代谢的公式有好几个，一般以性别、年龄、身高和体重为基本参数来计算。其中一个比较简单的计算公式是：

> 男性基础代谢 = 10 × 体重（千克）+ 6.25 × 身高（厘米）−
> 　　　　　　　5 × 年龄 + 5;
>
> 女性基础代谢 = 10 × 体重（千克）+ 6.25 × 身高（厘米）−
> 　　　　　　　5 × 年龄 − 161。

　　此计算公式是Mifflin-St Jeor公式[1]。由此类公式可见，体重减轻之后基础代谢必然有所降低，尤其是肌肉减少比例较多时，基础代谢降低更明显一些。因为同等重量时，肌肉消耗的能量比脂肪多，身体肌肉比例越大，基础代谢越高。

---

[1] 2005年美国营养师学会（ADA）认为Mifflin-St Jeor公式是当下计算静息能量消耗（REE）的较佳方法。

⊡ 基础代谢与平台期

很多减重者在体重减轻一些之后会遭遇"平台期"，平台期是指减重过程中一段时间内体重不再下降，但并不是减重失败，坚持或调整减重方案后还能继续减重。这是控制饮食、增加运动等减重过程引起身体代谢适应的结果。代谢适应就是机体在能量摄入不足（低于能量消耗）、体重明显下降时，身体随之做出的代谢改变，最主要的是基础代谢消耗能量减少，包括但不限于体温散热减少、心率变慢、呼吸效率提高（肺活量增加）等。其他还有饮食消化吸收率提高，能量利用效率提高等。这些适应性反应的机制很复杂，但共同结果是维持体重不再减轻了。我们可以从一些特殊患者身上观察到身体代谢适应能力之强大，那些严重的厌食症患者每天只吃一点点食物，能量摄入极少，但其体重仍能保持稳定（尽管很瘦），足见其基础代谢之低。

伴随减重过程，代谢适应或基础代谢降低也在悄悄进行，直到能量消耗与饮食能量摄入在较低的水平上达到平衡，平台期就出现了。平台期的出现不会让减重失败，但的确会让达成减重目标的时间延长，使减重更困难。但平台期并不是减重的敌人，而是身体保护性反应。笔者曾指导一位初始体重190斤的女性，适度低碳水饮食结合运动用4个月时间减轻了30斤体重，然后遇到平台期，160斤的体重保持了一个多月，纹丝不动。她很苦恼，因为她的减重目标是140斤。笔者告诉她要尊重平台期，平台期表明身体内在的调节机制在发挥作用，在保护身体；要接受平台期，平台期的出现并不是哪里做错了，而是已经取得阶段性成功。不要急于打破平台期，不要只盯着减重目标，还要关注自己身体的反应。她赞同笔者说的意见，但想知道平台期大致要持续多长时间。平台期的长短因人而异，从数天到数月都是有可能的，但大多是几周。即使坚持原有减重方案不变，过了这几周之后仍有机会继续减轻体重。如果几周之后体重还是稳定不降，那就要调整减重方案，更"苛刻"一些，或者换一种减重方法，突破身体的代谢适应。

减重者的平台期大多数是短暂的，有时甚至不太明显，或者不出现平台期。一般来说，温和的减重方案和相对较慢的减重速度（比如每周只减1~2斤）不会触发身体内在的调节系统，基础代谢降低或代谢适应不明显，有点像"温水煮青蛙"，就有可能不出现平台期，或者说在平台期出现之前已经达到减重目标。

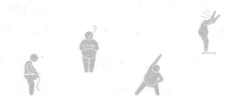

🔲 提高基础代谢的方法

理论上，就像增加运动量一样，提高基础代谢也有助于减重，而且是在不知不觉中减重。关于提高基础代谢，方法有很多，但是这些方法的作用强度都很有限。研究发现，连喝凉白水都能让基础代谢短暂地（持续1小时左右）升高一点点（26千卡，相当于6克糖）。提高基础代谢的方法终归是有助于减重的。比如多喝水，特别是用白水代替含糖饮料，餐前或餐中饮水，增加饱腹感，可以减少能量摄入，对减重的帮助还是较大的。

喝咖啡也可以短暂提高基础代谢，而且黑咖啡可以振奋精神，让人更好地耐受体力活动。但不能是摩卡、拿铁和咖啡饮料之类加了很多糖和奶的咖啡，否则恐怕得不偿失。毕竟这些花式咖啡的糖含量或脂肪含量还是很高的。

减重饮食要有充足的蛋白质，如各种瘦肉、禽肉、鱼虾、豆腐、奶类和蛋类等。消化吸收蛋白质的过程需要消耗较多能量，而且蛋白质有助于身体肌肉的合成。

注重力量练习，力量练习过程不但会消耗能量，而且增加身体肌肉量，从而提高基础代谢。肌肉量增加使基础代谢提高，也被很多人说成易瘦体质、"躺瘦"等。但实际上，在基础代谢消耗的能量中，肌肉消耗的能量占比较低（约20%），所以肌肉增加导致基础代谢增加的幅度并不大，即使肌肉比例提高20%，基础代谢也才能提高4%。归根结底，减重还得靠运动锻炼本身消耗的能量。从这个意义上讲，有氧运动是必不可少的。而且，高强度有氧运动之后的几小时内基础代谢也会有所提高。总之，运动锻炼既消耗能量又提高基础代谢，一举两得，何乐而不为呢。

睡眠不足会影响我们的基础代谢，保持充足的睡眠十分有益。睡眠不足不仅影响肌肉生长，还更容易进食高脂高糖食物。

适度低碳水饮食法

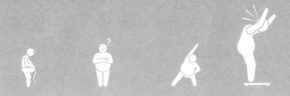

在前几章详细分析肥胖的评估、肥胖的根本原因、减重的基本原理、减重的主要方法和不良反应等问题的基础上，接下来将全面介绍、示范适度低碳水饮食减重。适度低碳水饮食是在前述肥胖理论的指导下，取多种减重方法之所长，并结合我们指导用户减重的工作经验总结出来的一套系统性方法。

碳水化合物"家族"

适度低碳水饮食的"碳水"是指碳水化合物，包括淀粉、天然糖、添加糖和糊精等，不包括膳食纤维、益生元和糖醇等。膳食纤维、益生元和糖醇等虽然也属于碳水化合物，但因为较少被人体消化吸收，对人体能量平衡影响较小，几乎不会导致肥胖。相反，它们可以通过增加饱腹感、改善肠道菌群等途径帮助减重。虽然它们在化学性质上都属于碳水化合物，但对体重的影响却是截然相反的。这一点可能会令人费解，但并非少见的情况。类似的情况还有，同样是糖，来自水果的天然糖对健康是有益的，而生产过程添加的糖或糖浆对健康是害的，必须加以控制；同样是淀粉，来自全谷物或粗杂粮的淀粉消化吸收较慢，对体重和血糖比较友好，而来自精制谷物（白米、白面及其制品）的淀粉消化吸收较快，不利于体重和血糖管理。这样的例子实在是太多了，那种认为只要是同一种营养物质，对身体健康的作用就一定相同的看法是陈旧的、片面的和错误的。

总之，对碳水化合物要有系统性认识，适度低碳水饮食的"低碳水"绝不是一刀切、限制所有的碳水化合物。实际上，没有任何好的、健康的饮食模式会不加区别地限制所有的碳水化合物。适度低碳水饮食主要限制摄入添加糖、精制谷物以及其他一些消化吸收快、强烈刺激胰岛素分泌的碳水化合物，主张摄入适量的全谷物或粗杂粮、水果等消化吸收较慢、刺激胰岛素分泌作用较弱的碳水化合物，鼓励多摄入膳食纤维和益生元等具有减重作用的碳水化合物。为了区别对待碳水化合物大"家族"的不同成员，下面一一介绍它们。

精制谷物

精制谷物是指白米、白面等经过精细碾磨加工的谷类及其制品，如白米饭、白粥、白馒头、白面包、白面条等常见的主食，以及饼干、方便面、米粉、糕点、小零食等。

天然谷粒主要成分是淀粉（含量为75%左右）、蛋白质（含量为10%左右）和水分（含量为12%左右），剩余的少量成分是膳食纤维、矿物质、维生素和植物化学物等，且主要集中在谷粒的外层（糊粉层、麸皮和胚芽）。精制谷物在碾磨加工过程中去掉了谷粒的外层，变得白净细软、储存期更长，但导致膳食纤维、矿物质、维生素和植物化学物等营养成分大量流失。精制谷物最大的弊端是消化吸收太快，血糖指数（GI）较高，餐后血糖较高，引起较高水平的胰岛素反应，进而促进体内脂肪合成。常见精制谷物类食物的GI值见表4-1。

除日常主食外，精制谷物也是制造加工食品、超加工食品最常用的原料之一。为了更好吃，食品加工业还会把谷物中的淀粉进一步加工成芡粉、糊精、麦芽糊精、麦芽糖浆、果葡糖浆等淀粉制品来使用。适度低碳水饮食首要的一个原则就是要少吃所有精制谷物及其制品。

⊞ 全谷物/粗杂粮

　　如果谷物在研磨加工过程中，保留全部或大部分的谷粒外层（糊粉层、麸皮和胚芽），那就是全谷物了，糙米和全麦面粉就是典型的全谷物。糙米可以煮粥，或与白大米混合做米饭；全麦面粉可以做全麦馒头、全麦面包、全麦面条等。

　　除了水稻和小麦，燕麦、玉米、小米、高粱、大麦、荞麦等谷物一般很少进行精细碾磨（去掉谷粒外层），往往都是全谷物，可以用来煮粥、做米饭（与白大米混合）、做面食等。与这些杂粮类似，绿豆、红小豆、红腰豆、红芸豆、白芸豆、饭豆、扁豆、鹰嘴豆、蚕豆、干豌豆等杂豆类虽然并非谷物，但营养特点与谷物接近，且通常未经碾磨，可带皮食用，所以也归入粗杂粮的范畴。一般需要经过冷水浸泡8～10小时左右再与大米混合做杂豆饭或杂豆粥。有意思的是，全谷物或粗杂粮总是带有深浅不一的颜色，黄色的、红色的、黑色的或褐色的都有，而精制谷物几乎都是白色的。近年，随着人们健康饮食意识提高，粗杂粮的消费量有所增加，吃法也逐渐普及，在很多超市都可以买到各种各样的粗杂粮或其组合产品。

全谷物或粗杂粮不但含更多的膳食纤维、维生素、矿物质和植物化学物等营养素，而且消化吸收较慢，血糖指数（GI）较低，餐后血糖水平较低，刺激胰岛素分泌的作用较弱，有助于血糖管理和体重控制，能预防2型糖尿病、高脂血症、高血压、心血管疾病和某些癌症等，还促进肠道健康和菌群平衡。中国营养学会《中国居民膳食指南（2022）》亦推荐多摄入全谷物/粗杂粮，普通成年人主食应该有1/3是全谷物/粗杂粮。适度低碳水饮食要求主食以全谷物或粗杂粮为主（比例要超过1/2）。常见全谷物或粗杂粮的GI值见表4-1。

表4-1 谷类及其制品、豆类、薯类、淀粉制品和
混合膳食的血糖（生成）指数（GI）

食物名称	GI	食物名称	GI
馒头（全麦粉）	82	玉米（鲜，甜，煮）	55
馒头（精制小麦粉）	85	玉米面（粗粉，煮）	68
馒头（富强粉）	88	玉米面粥	50
大米饭（籼米，糙米）	71	玉米糁粥	51
大米饭（粳米，糙米）	78	玉米饼	46
大米饭（籼米，精米）	82	玉米片（市售）	79
大米饭（粳米，精米）	90	玉米片（高纤维，市售）	74
大米粥	69	爆玉米花	55
*粳米粥	102	燕麦饭（整粒）	42

食物名称	GI	食物名称	GI
米粉	54	莜麦饭（整粒）	49
*米粉（干，煮）	61	燕麦麸	55
黏米饭（含直链淀粉少，煮）	88	燕麦片粥	55
速冻米饭	87	即食燕麦粥	79
糯米饭	87	燕麦片（混合）	83
大米糯米粥	65	小米（煮）	71
*糙米饭	68	小米粥	60
米饼	82	*小米饭（回热）	62.8
小麦（整粒煮）	41	*小米饭（鲜热）	73.4
粗麦粉（蒸）	65	*小米饭（冷藏）	74.5
面条（强化蛋白质，细煮）	27	*糯小米饭（鲜热）	105.3
面条（全麦粉，细）	37	*糯小米饭（冷藏）	115.3
面条（白细，煮）	41	*糯小米饭（回热）	121.8
面条（硬质小麦粉，细煮）	55	黑米饭	55
线面条（实心，细）	35	黑米粥	42
通心面（管状，粗）	45	大麦（整粒煮）	25
面条（小麦粉，硬，扁粗）	46	大麦粉	66
面条（硬质小麦粉，加鸡蛋，粗）	49	黑麦（整粒煮）	34
面条（硬质小麦粉，细）	55	荞麦（黄）	54
面条（挂面，全麦粉）	57	荞麦面条	59
面条（挂面，精制小麦粉）	55	荞麦方便面	53
油条	75	荞麦面馒头	67
烙饼	80	绿豆	27

食物名称	GI	食物名称	GI
印度卷饼	62	绿豆挂面	33
薄煎饼（美式）	52	蚕豆（五香）	17
意大利面（精制面粉）	49	扁豆	38
意大利面（全麦）	48	扁豆（红，小）	26
乌冬面	55	绿豆（煮）	27
白面包	75	扁豆（绿，小）	30
全麦面包	74	扁豆（绿，小，罐头）	52
面包（未发酵小麦）	70	利马豆（棉豆）	31
白面包	88	利马豆（嫩，冷冻）	32
面包（全麦粉）	69	鹰嘴豆	33
面包（粗面粉）	64	鹰嘴豆（罐头）	42
面包（黑麦粉）	65	青刀豆	39
面包（小麦粉，高纤维）	68	青刀豆（罐头）	45
面包（小麦粉，去面筋）	70	豌豆	42
面包（50%～80%碎小麦粒）	52	黑马诺豆	46
面包（75%～80%碎大麦粒）	34	四季豆	27
面包（50%大麦粒）	46	四季豆（高压处理）	34
面包（80%～100%大麦粉）	66	四季豆（罐头）	52
面包（黑麦粒）	50	芸豆	24
面包（45%～50%燕麦麸）	47	*小黑豆（煮）	19
面包（80%燕麦粒）	65	*黑豆	20
面包（混合谷物）	45	*红小豆（常压烹调）	23.4
新月形面包	67	*红小豆（高压烹调）	25.9
棍子面包	90	*黑眼豆	42

食物名称	GI	食物名称	GI
燕麦粗粉饼干	55	*小黑豆粳米粥	67
油酥脆饼干	64	*红小豆粳米粥	73
小麦片	69	*红豆黑米饭	62.1
小麦饼干	70	*燕麦黑米饭	65.8
饼干（小麦片）	69	*绿豆糙米饭	67.3
大米（即食，煮1分钟）	46	二合面窝头（玉米面+面粉）	65
大米（即食，煮6分钟）	87	黄豆（浸泡）	18
苏打饼干	72	黄豆（罐头）	14
华夫饼干	76	黄豆挂面（有面粉）	67
香草华夫饼干	77	豆腐（炖）	32
膨化薄脆饼干	81	豆腐（冻）	22
闲趣饼干（达能）	47	豆腐干	24
牛奶香脆饼干（达能）	39	马铃薯	62
酥皮糕点	59	马铃薯（煮）	66
比萨饼（含乳酪）	60	马铃薯（烤）	60
汉堡包	61	马铃薯（蒸）	65
*巧克力架	49	马铃薯（用微波炉烤）	82
*士力架	55	马铃薯（烧烤，无油脂）	85
*月饼	56	马铃薯泥	87
*蛋挞	90	马铃薯粉条	13.6
*布丁	44	马铃薯（油炸）	60
*龟苓膏	47	马铃薯片（油炸）	60
*绿豆沙	54	炸薯条	60
*星洲炒米粉	54	甘薯（山芋）	54
		甘薯（红，煮）	77

食物名称	GI	食物名称	GI
*炒河粉	66	藕粉	33
*江西米线（煮8分钟）	56	苕粉	35
*马拉糕	61	粉丝汤（豌豆）	32
*水煎包	69	*绿豆粉丝	28
*咸肉粽子	69	蒸芋头（毛芋）	48
*萝卜糕	77	*煮芋头	53
*扬州炒饭	80	山药（薯蓣）	51
*猪肠粉	81	*莲子（常压）	41.1
*蒸肠粉	89	*莲子（压力）	47.6
*糯米鸡	106	*莲子（烘烤打粉冲糊）	68.6
*山药糕	85	*薏苡仁（常压）	55
*荷叶蒸米糕	83	*薏苡仁（常压烹调）	80.7
*红豆沙	75	*薏苡仁（压力烹调）	88.3
混合膳食			
馒头+酱牛肉	49	米饭+红烧猪肉	73
馒头+芹菜炒鸡蛋	49	米饭+鱼	37
馒头+黄油	68	米饭+芹菜+猪肉	57
饼+鸡蛋炒木耳	48	米饭+蒜苗	58
饺子（三鲜）	28	米饭+蒜苗+鸡蛋	68
包子（芹菜猪肉）	39	猪肉炖粉条	17
硬质小麦粉肉馅馄饨	39	二合面窝头（玉米面+面粉）	65
牛肉面	89	牛奶蛋糊（牛奶+淀粉+糖）	43
*牛肉馅饼	45	*米饭+纳豆	56
*红枣大米粥	85	*紫菜饭卷	77

食物名称	GI	食物名称	GI
*米饭+全脂奶100毫升（同时吃）	48	*米饭+酱汤	61
*米饭+低脂奶100毫升（同时吃）	69	*寿司	52
*米饭+酸奶100毫升（先喝酸奶）	59	*咖喱饭	67

注：不带*数据摘自杨月欣主编的《中国食物成分表 标准版》（第6版第一册）；带*数据摘自范志红主编的《范志红详解孕产妇饮食营养全书》；同一种食物在不同检测机构测定的GI值有可能不同，甚至相差较大，故所有GI数值只能作为大致参考，不能绝对化。

🍱 近似的全谷物

对全谷物或粗杂粮有哪些健康益处很容易达成共识，但对市面上什么样的食品才是真正的全谷物却有很多不同的说法。因为目前对全谷物和全谷物食品并无统一的国家标准，只有大致的定义。《中国居民膳食指南（2022）》给出的"全谷物"定义是，谷粒完整的，经碾磨、破碎或制成薄片的整粒果实，其主要成分胚乳、胚芽和麸皮（谷皮+糊粉层）的相对比例与天然谷粒相同；而"全谷物食品"则要求食品中全谷物重量≥51%。但这个定义只是推荐性的，并不是强制要求。现在市面上的全麦面粉颜色深浅不一、质地粗细不同、加工程度也不一样；全麦面包更是形形色色，有的仅含很少全麦粉（主要成分还是普通面粉），还有的只是额外添加了点麸皮而已；荞麦面条中荞麦的比例从10%～100%不等。消费者在购买这些全谷食品时一定要看配料表，注意一下全谷的比例或排位（加工食品配料表中排位越靠前的原料比例越大）。

话又说回来，可能也没必要纠结全谷物是否100%纯正，毕竟最终还是要粗细搭配。即使我们自己做杂粮饭、杂豆粥、粗粮馒头，也通常是把全谷物/粗杂粮与白米白面等精制谷物混合食用，它们的消化吸收速度、血糖指数（GI）和刺激胰岛素分泌的作用介于全谷物和精制谷物之间。严格地讲，它们也不是100%纯正的全谷物，更别说市面上售卖的反复碾磨过的小米、去掉胚芽的玉米糁、过滤去皮的豆沙和掺入普通面粉的粗粮馒头、全麦面包、荞麦面条、粗粮饼等，它们只能算近似的全谷物，但至少不全是精制谷物，或者减少了精制谷物，这才是最重要的。从这种意义上讲，胚芽米、藜麦、亚麻籽粉、奇亚籽等都是近似的全谷物，推荐纳入适度低碳水饮食之中。

富含淀粉的蔬菜

众所周知，土豆（马铃薯）、地瓜（红薯）、紫薯、山药、芋头、山药、豆薯（沙葛）等薯类富含淀粉，可以作为主食吃，但又经常用来烹制菜肴。与之类似的还有莲藕、葛根、蕨根粉、粉丝、粉条、凉粉等，主要成分也是淀粉。大致说来，它们与米饭可以按照2∶1或1.5∶1的比例换算。

这些"隐藏"在菜肴中的碳水化合物类食物值得警惕。薯类是膳食指南推荐的健康食物，因为富含膳食纤维和某些维生素，作为主食要优于精制谷物，但其健康效益远不及全谷物或粗杂粮。而薯类制品，如薯条、薯片、粉丝、粉条等则不在推荐之列。

适度低碳水饮食只推荐用少量薯类代替主食，不能作为蔬菜食用，不推荐吃各种薯类制品或其他淀粉制品。

除上述富含淀粉的蔬菜之外，绝大部分蔬菜含碳水化合物较少，含量一般在1%~5%，其中还有一部分是膳食纤维。所以适度低碳水饮食推荐多吃新鲜蔬菜（不包括上述富含淀粉的蔬菜），每天要超过500克。值得强调的是，大多数蔬菜不仅本身含碳水化合物很少，血糖指数（GI）较低，而且与主食等富含碳水化合物食物搭配食用时还可以降低一整餐的血糖指数（GI），尤其是进食时先吃蔬菜后吃主食效果更为明显。

🍽 膳食纤维

膳食纤维不是一种食物，而是一种营养成分，也属于碳水化合物范畴，但对减重十分有益，所以适度低碳水饮食建议增加膳食纤维摄入，最好每天达到30克以上。前文已多次提及膳食纤维，这里详细介绍一下它，以及几种含膳食纤维特别多的食物。

膳食纤维是指一组分子结构不同、分类不一的成分，包括纤维素、半纤维素、木质素、果胶、树胶（比如阿拉伯胶）、胶浆、抗性淀粉、抗性糊精、甲壳素等，大多数属于多糖范畴。现在，不可消化的低聚糖也纳入膳食纤维范畴。这些成分的共同特点是在小肠不能消化吸收，进入大肠后可以被肠道菌群发酵利用，因而对肠道健康和菌群平衡十分重要，被认为是不可或缺的营养素之一。

因为膳食纤维在小肠内无法消化吸收，所以摄入膳食纤维不会升高血糖（不刺激胰岛素分泌），相反它们在小肠会减缓食物消化吸收速度，降低食物的血糖指数（GI），所以富含膳食纤维的食物几乎都是低GI的。大肠细菌发酵过程会把一部分膳食纤维分解，并转化为短链脂肪酸，包括丁酸（最重要）、丙酸、乙酸等，它们不但有助形成肠道酸性环境，从而抑制有害细菌繁殖，还可以被大肠吸收进入血液，氧化供能。因此，膳食纤维是可以为人体提供能量的。不过，与淀粉和糖等其他在小肠消化吸收的碳水化合物相比，膳食纤维提供的能量较少（大约少50%），而且丁酸有抑制体内脂肪合成的作用。再加上膳食纤维在胃内吸收膨胀，饱腹感很强。整体而言，多摄入膳食纤维的确是减肥利器。

日常饮食中的膳食纤维主要来自全谷物/粗杂粮、蔬菜、水果、豆类和坚果等植物性食物，鱼肉蛋奶等动物性食物几乎不含膳食纤维，这是因为几乎所有膳食纤维都来自细胞壁，植物细胞有细胞壁，而动物细胞没有。不同的植物性食物提供种类不同、数量不等的膳食纤维。其中，比较引人关注的有，燕麦和大麦含较多黏性β-葡聚糖；柑橘、柠檬、柚子等果皮含有高达30%的果胶；秋葵中黏糊糊的膳食纤维也是果胶，含量是蔬菜中最多的；用菊苣或菊芋的根制成的菊粉以低聚果糖和多聚果糖等膳食纤维为主要成分；魔芋粉及其制品（如魔芋丝、魔芋结、魔芋豆腐等）以葡甘露聚糖为主要成分，葡甘露聚糖又称魔芋胶，是自然界分子量最大、黏度最高的膳食纤维，可以吸附/结合大量水分（为其自身体积的200倍）；在全谷物、杂豆类、薯类和青香蕉中有一些不能被人类小肠消化吸收的淀粉，称为"抗性淀粉"，是近些年发现的新型膳食纤维；亚麻籽和奇亚籽含大量膳食纤维；海藻类（海带、紫菜、裙带菜等）和食用菌（香菇、木耳、金针菇、茶树菇等）含较多褐藻多糖和蘑菇多糖，也可算作膳食纤维。

上述富含膳食纤维的食物是适度低碳水饮食减重的关键之一，会经常出现在减重食谱中。如果你的食谱中缺少这些食物，建议你想办法增加它们，否则就要额外补充一些膳食纤维类产品，如抗性糊精、青香蕉粉（抗性淀粉）、麦麸制品、大豆膳食纤维、菊粉、魔芋粉等。既可以单独服用，又可以掺入面食、牛奶中食用。

 推荐增加膳食纤维摄入，不仅有助减重，缓解便秘，促进肠道健康和菌群平衡，还有助于管理血糖，调节血脂，改善免疫和预防癌症。实际上，摄入足够的膳食纤维是健康饮食的重点要求之一。

添加糖

"添加糖"是指人为添加到面包、饼干、饮料、糕点、小零食等各种加工食品以及菜肴中的蔗糖（白砂糖、红糖、冰糖）、葡萄糖、果糖、麦芽糖、糖浆等，但不包括水果中天然含有的糖。蜂蜜算不算添加糖有争议，但也要控制摄入量。

对普通成年人而言，每天摄入的添加糖最好不要超过25克（5%总能量），最多不能超过50克（10%总能量），这是世界卫生组织（WHO）的建议。对减重者而言，添加糖摄入量越少越好，最多也不能超过25克。值得注意的是，绝大多数含糖饮料一瓶中添加的糖都超过25克。因此，减重时不能喝饮料，也不能吃糕点、饼干等血糖指数（GI）较高的食物。适度低碳饮食首先就要减掉、避免这些添加糖。日常烹调时不要加糖，购买加工食品时要留意配料表中是否有白砂糖、果糖、葡萄糖、麦芽糖（饴糖）、果葡糖浆、麦芽糖浆等添加糖。

如果一定要喝饮料的话，建议选择无糖饮料、零糖零卡饮料等。此类饮料用甜味剂来代替添加糖，如三氯蔗糖、赤藓糖醇、甜菊糖等，这些"代糖"不属于添加糖，其本身很少提供能量，理论上不会让人发胖。

另外，要当心那些打着健康旗号却添加糖的食品，比如酸奶，大多数酸奶添加糖约为8%或10%，与一般含糖饮料不相上下！适度低碳水饮食只推荐不加糖的酸奶和牛奶。又比如蜂蜜和100%鲜榨果汁，常被误认为是健康食品但其实并不是，适度低碳水饮食不应食用蜂蜜和任何形式的果汁。

🔲 水果

水果，尤其是深色水果的营养价值较高，如猕猴桃、柑橘、芒果、樱桃、草莓、西瓜、葡萄、蓝莓、大枣、杨梅、桑葚等。目前有充分的证据表明，多吃新鲜蔬菜水果有助于控制体重。水果经常与蔬菜相提并论，但与蔬菜明显不同的是水果含糖较多，甜酸可口，有人很爱吃水果，一天可以吃很多，反而影响减重效果。适度低碳水饮食推荐水果摄入量以每天250~500克为宜。当然，不同水果的血糖指数（GI）是不同的，进食后血糖反应亦有所不同，从控制体重的角度，建议优先选择低GI的水果。常见水果的GI值见表4-2。

表4-2　常见水果的血糖（生成）指数（GI）

食物名称	GI	食物名称	GI
苹果	36	猕猴桃	52
梨	36	柑（橘子）	43
桃	28	*橙	43
桃（罐头，含果汁）	30	柚	25
桃（罐头，含糖浓度低）	52	巴婆果	53
桃（罐头，含糖浓度高）	58	菠萝	66
杏干	31	芒果	55
杏干（国产）	56	芭蕉（甘蕉、板蕉）	53

食物名称	GI	食物名称	GI
李子	24	香蕉	52.0
樱桃	22	香蕉（生）	30
葡萄	43	西瓜	72
葡萄（淡黄色，小，无核）	56	哈密瓜	70
葡萄干	64	*海枣	42
*葡萄干（新疆）	56	*红枣干	55
*桃干	35	*红枣干（蒸）	65
*木瓜	59	*红枣干（炖）	56
*草莓	40	*无花果干	71

注：不带*数据摘自杨月欣主编的《中国食物成分表 标准版》（第6版第一册）；带*数据摘自范志红主编的《范志红详解孕产妇饮食营养全书》；同一食物在不同检测机构测定的GI值有可能不同，甚至相差较大，故所有GI数值只能作为大致参考，不能绝对化。

其他含碳水化合物的食物

如果你仔细看酸奶的营养成分表，会发现碳水化合物含量在12%或15%左右，其中8%～10%是添加糖，其余5%左右是酸奶中天然含有的碳水化合物。纯牛奶天然含5%左右的碳水化合物，几乎全部是乳糖。乳糖是一种很特殊的糖，在非奶类食物中是不存在的。有些人由于遗传因素无法正常消化乳糖，所以喝奶之后会有腹胀、腹泻等问题出现，这种现象临床上称为乳糖不耐受症。有此种情况的人可以选择喝低乳糖或无乳糖牛奶（生产加工过程中把乳糖分解了），也可以喝酸奶（大部分乳糖转化为乳酸了）。除天然含有的乳糖之外，有些奶粉产品还添加了麦芽糊精、白砂糖等碳水化合物。

豆腐、豆腐干、豆浆等大豆制品天然地含有一些碳水化合物。核桃、花生、瓜子、开心果等坚果也含有一些碳水化合物；栗子、莲子和百合则以碳水化合物为主要成分，含量较多。

新鲜肉类、鱼虾和蛋类也含有很少量的碳水化合物，一般在2%左右。但很多加工肉类，如香肠、肉罐头等，会添加淀粉或糖，碳水化合物含量达到10%或更多。不只加工肉类，大多数加工食品，甚至包括啤酒、红酒等都或多或少地含有碳水化合物。购买加工食品时一定要注意标签上营养成分表中碳水化合物含量数据。

总而言之，在日常饮食中碳水化合物几乎是无处不在的。这一方面说明限制摄入碳水化合物对减重是很关键的，另一方面也提示我们，即使少吃或不吃主食，只要其他食物正常摄入，也就不用担心缺乏碳水化合物。

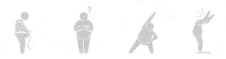

适度低碳水的定义

适度低碳水饮食的"低"到底是多少呢？这就要从普通人饮食碳水化合物摄入量谈起了。根据中国营养学会《中国居民膳食指南（2022）》的建议，普通成年人饮食碳水化合物供能比应为50%～65%，即在全天饮食摄入的能量中由碳水化合物提供的能量占50%～65%（1克碳水化合物提供4千卡能量）。《美国膳食指南》则建议这一比例是45%～65%。中国城市成年居民平均的碳水化合物供能比为50.6%（摄入量245.5克）。大多数国家成年居民推荐的和实际摄入的碳水化合物供能比≥45%，所以饮食碳水化合物供能比＜45%时就是低碳水饮食。

低碳水饮食又有不同的低碳水程度。轻度低碳水饮食是指在控制总能量摄入（避免过多、过饱）的同时，不吃添加糖的食物，用全谷物/粗杂粮代替一部分精制谷物，适合不怎么胖的人管理体重（预防超重或肥胖）。中度低碳水饮食是指限制总能量摄入和碳水化合物摄入量，不吃添加糖的食物，不吃纯的精制谷物类食物，可以吃全谷物/粗杂粮或粗细搭配的主食（每天100~150克，干重），不吃薯类和其他富含淀粉的蔬菜（除非代替主食），适合大多数成年人减重，尤其是伴有高血糖、高血压等代谢性疾病的肥胖者。极度低碳水饮食是指不吃添加糖的食物，不吃主食或只吃很少的全谷物（比如每天50克），不吃薯类和其他富含淀粉的蔬菜，水果也要限制摄入（＜150克/天），但鱼、肉、蛋、奶、大豆制品、坚果、蔬菜和植物油等不含或极少含碳水化合物的食物可以正常食用，稍多一些也是可以的。极度低碳水饮食就是生酮饮食，生酮饮食在本书第三章介绍过，适合短期应用于大体重减重。

大致说来，轻度低碳水饮食每天碳水化合物摄入量为200克左右，中度低碳水饮食每天碳水化合物摄入量为150克左右；极度低碳水饮食每天碳水化合物摄入量为50克左右。要精确地描述低碳水程度是困难的，因为很显然碳水化合物摄入量由高而低是连续的，只能人为地、生硬地划分为"轻度""中度"和"极度"低碳水。而且，实践应用时还要考虑个体的不同情况，如年龄、性别、饮食总能量摄入和身体活动量等。

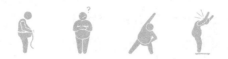

因此，从实用出发，我们推荐采用适度低碳水饮食，即根据个人不同情况，比如肥胖程度、身体活动量、饮食习惯、患病情况和减重需求等，来决定限制哪些富含碳水化合物的食物，以及限制到什么程度（不多吃、少吃和完全不吃）。而不必通过计算把碳水化合物的摄入量限定在某一数值，日常饮食实践中碳水化合物的摄入量也很难准确计算。另外，特别值得强调的是，适度低碳水饮食并不仅仅是减少碳水化合物摄入量，还要选择血糖指数（GI）较低的碳水化合物才行。

简而言之，适度低碳水饮食是一套系统性的方法，要根据自身情况来决定从先到后限制摄入以下哪些碳水化合物类食物：①添加糖；②精制谷物；③薯类和富含淀粉的蔬菜；④全谷物、粗杂粮和近似的全谷物；⑤水果。特别重要的是，不论怎样的低碳水饮食，都应该摄入较多的蔬菜和其他富含膳食纤维的食物，以及一定量的奶类、蛋类、肉类、鱼虾和大豆制品、坚果等蛋白质食物。

适度低碳水饮食经常被简化说成"少吃主食"，有些人甚至干脆不吃主食。然后就有反对的声音说不吃主食不行、主食对营养平衡很重要等。实际上，适度低碳水饮食并不是首先拿米饭、馒头等主食"开刀"，而是首先禁止食用面包、饼干、甜饮料、冰激凌、糖果和薯片、薯条、榴莲酥、蛋黄酥、蛋黄派等高碳水的食物。这些高碳水的超加工食品种类众多，无处不在。只有在不吃高碳水超加工食品的基础上，才有讨论少吃主食的必要。少吃主食正确的做法是不吃纯精制谷物类主食（如白米饭、白馒头、白面条、白粥等），但可以吃全谷物或粗杂粮（如杂粮米饭、全麦馒头、荞麦面条、杂豆粥等），其摄入量要根据自己的年龄、身体活动量和减重需求来确定，不要一概禁绝。

适度低碳水饮食法的原理

一般情况下，饮食中碳水化合物是最主要的能量来源，也是体内脂肪两大主要来源之一，即饮食中碳水化合物（膳食纤维除外）可以转化为体内多余的脂肪。不止于此，饮食中消化吸收较快的碳水化合物，强烈刺激胰岛素分泌，胰岛素分泌增多一方面加速体内脂肪合成（包括且不限于把碳水化合物转化为脂肪），导致脂肪细胞异常地储存能量（发胖），另一方面也使其他需要消耗能量的细胞反倒得不到足够的能量供应，导致产生饥饿感，从而让人吃更多食物。这个理论就是近年引起广泛关注的、阐释肥胖发生根本原因的"碳水化合物-胰岛素模型"。肥胖的确是饮食能量摄入超过身体能量消耗（能量正平衡）的结果，而能量正平衡的直接原因是胰岛素分泌增多，根本原因是饮食摄入很多消化吸收较快的碳水化合物。

胰岛素分泌太多是肥胖的核心问题。胰岛素分泌量很大程度上是由饮食中的碳水化合物决定的，准确地说，是由饮食碳水化合物的摄入量和消化吸收速度共同决定的。碳水化合物（膳食纤维除外）摄入量越多则胰岛素分泌越多，碳水化合物消化吸收越快则餐后血糖水平越高，即血糖指数（GI）越高，刺激胰岛素分泌越强烈。血糖指数（GI）是描述某种食物中碳水化合物消化吸收速度快慢的指标，消化吸收速度越快，则血糖指数（GI）越高。一种食物消化吸收速度的快慢、血糖指数（GI）的高低与很多因素有关，如膳食纤维含量、直链淀粉比例、水分含量、烹调方法、其他食物搭配等。一般地，GI＜55为低GI食物，GI在55～70之间为中等GI食物，GI＞70为高GI食物。常见食物的GI数值见表4-1和表4-2。大致规律是，添加糖和精制谷物大多为高GI或中等GI食物，全谷物或粗杂粮大多为低GI或中等GI食物；大多数水果是低GI食物；搭配蔬菜和蛋白质食物的混合餐GI较低。

不过，要强调的是，胰岛素分泌量不是由食物GI单独决定的，而是由GI与碳水化合物摄入量共同决定的。为了明确这一点，就要引入一个新指标——食物血糖负荷（GL），GL=血糖指数（GI）×碳水化合物摄入量（不包括膳食纤维）。胰岛素分泌量很大程度上是由饮食GL决定的。或许我们可以笼统地说，高碳水化合物饮食、高GI饮食、高GL饮食导致脂肪储存增加，并驱动人们吃更多食物。因此，减少饮食碳水化合物摄入量，并以消化吸收较慢的碳水化合物为主，就可以降低胰岛素分泌量，一方面抑制体内脂肪合成，另一方面减少饮食总能量摄入，一举两得实现减重。这就是低碳水饮食减重的基本原理，所谓适度低碳水饮食，就是根据个人自身情况，把饮食碳水化合物摄入量和种类（由GI决定）调整到足以减重的程度，即胰岛素分泌量比之前少，饮食能量摄入少于身体能量消耗（能量负平衡）。

众所周知，现今的肥胖问题是与经济发展、生活水平提高、饮食丰盛而密集密切相关的。人类的身体有高效的应对饥饿（食物阶段性匮乏）机制，比如能量储存机制（脂肪合成、糖原合成等），但缺乏应对经常饱餐、食物过剩的调节机制。长期饮食过量、肥胖会造成身体代谢障碍，甚至导致疾病。人们要控制饮食，管理体重，其关键点之一是控制碳水化合物。肥胖者减重也要首先从碳水化合物入手。实际上，除低碳水饮食之外，其他已经被证明可以有效减重的饮食模式（如限能量平衡膳食、极低能量膳食、高蛋白膳食、间歇性禁食、代餐等，详见第三章）几乎也都是低碳水的。"不低碳，不减肥"的说法是有道理的，因为这是针对肥胖发生的根本原因而言的。关于肥胖发生的根本原因，"碳水化合物-胰岛素模型"和能量不平衡原理在本书第二章有详尽的阐释。

🍱 适度低碳水饮食减重的优势

> 首先，适度低碳水饮食减重效果明显，简单易行。

低碳水饮食减重原理已如上述，近些年在实践中广为应用，实证减重效果较好。在低碳水饮食理论结合实践的基础上，我们提出适度低碳水饮食，强调灵活运用。减重者只需识别富含碳水化合物的食物有哪些，并根据自身情况来决定限制摄入这些食物到怎样的程度（吃还是不吃），配餐简单，无须遵从固定的特殊食谱或进行饮食重量计算。

> 其次，适度低碳水饮食容易长期坚持，不易反弹。

因为只需限制富含碳水化合物的食物，而鱼、肉、蛋、奶、大豆制品、蔬菜和水果等食物均可正常摄入，即使限制富含碳水化合物的食物，也有一定的灵活性，很少走极端，所以适度低碳水饮食对日常饮食的改变不是很大，不那么另类，容易坚持并养成习惯。适度低碳水饮食的减重速度也许不是最快的，但远期效果一定是最好的。毕竟，不论哪种减重饮食，能够长期坚持的才会有更好的减重效果，不易反弹。

> 最后，适度低碳水饮食不良反应少，适用的人群范围大。

适度低碳水饮食大多数情况下只是减少了添加糖和精制谷物等营养价值本来就很低的食物，而鱼、肉、蛋、奶、大豆制品、蔬菜和水果等高营养食物可正常摄入，甚至还增加了全谷物、粗杂粮和膳食纤维的摄入，所以营养素缺乏的可能性很低，减重时不良反应相对较少。即使偶尔有一些饥饿感、低血糖反应等不良反应，也很容易通过适度增加碳水化合物摄入来缓解。因此，适度低碳水饮食既适用于普通成年人减重，也适用于儿童、老人、孕产妇和糖尿病患者（血糖获益很大）等人群。理论上，适度低碳水饮食不适用于体力劳动强度很大的人，但这类人群肥胖者寥寥无几。

另外，从营养专业的角度看，适度低碳水饮食与其他减重饮食，比如高蛋白膳食、间歇性禁食（轻断食）、代餐减重等是可以兼容的，在指导用户减重时可以把这些饮食方法结合起来运用。

需要注意的是，已长期习惯高碳饮食的人突然改成低碳水饮食之后，早期因为不适应新的胰岛素分泌变化，有的人会有明显饥饿感，并下意识地吃了很多鱼肉蛋等高蛋白或/和高脂肪的食物，还有的人吃了大量水果，这都会影响减重效果。